CORPO
Um guia infográfico para a gente

Nota do editor O corpo humano é um sistema harmônico e exato, como uma sinfonia de uma orquestra de música clássica. Ele possui um mecanismo de funcionamento perfeito, mágico e incrível, cheio de segredos e detalhes que são revelados a cada página deste livro percorrida pelos olhos ávidos do leitor.

Desvendar os seus mistérios será uma tarefa divertidíssima, pois tanto Steve Parker quanto Andrew Baker tiveram o delicado cuidado ao mostrar que estudar nosso querido corpo humano é uma atividade que requer atenção, mas que pode ser feita de maneira leve e muito informativa.

Por meio dos textos, cada um de nós poderá aprender quantos quilômetros tem o sistema urinário e a rede de vasos capilares, qual foi o recorde de salto em altura em uma Olimpíada, como fazer o cálculo genético para saber se um bebê terá covinhas ou não, como é o desenvolvimento do feto até ele virar adulto. Tudo isso com ilustrações riquíssimas que ajudam a assimilar melhor o conteúdo.

Lançamento do Senac São Paulo, *Corpo: um guia infográfico para a gente* traz de forma inédita e com muito entretenimento conhecimentos gerais e específicos do corpo humano, os quais com certeza matará a curiosidade de todo leitor.

INTRODUÇÃO	4

O CORPO FÍSICO

A altura do corpo em milha	8
Andando ereto	10
Porte físico	12
Em proporção	14
Fatiado e cortado	16
O corpo transparente	18
Análise de sistemas	20
Partes de um todo	22
Esqueleto	24
Questões dentais	26
Muito comprimento	28
Músculos e seus nomes	30
Poder de tração	32
Unidos pelas articulações	34
Sopro de vida	36
Ritmo vital	38
Sob pressão	40
Como se faz um campeão?	42
Mais rápido, mais alto, mais forte	44

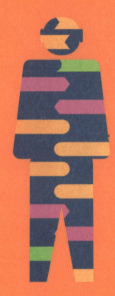

O CORPO GENÉTICO

Dentro de uma célula	68
Festival de células	70
No meio do DNA	72
O genoma	74
Como funcionam os genes	76
Como os genes se especializam	78
Duplicando o DNA	80
Como as células se dividem	82
A vida das células	84
Como os genes interagem	86
Herdando genes	88
A Eva genética	90

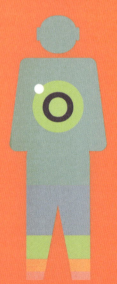

O CORPO QUÍMICO

A fábrica química	48
O corpo úmido	50
Micronutrientes	52
Macronutrientes	54
Mistérios do metabolismo	56
Entrada e saída de energia	58
Linha de desmontagem	60
Conteúdos do sangue	62
A química da sobrevivência	64

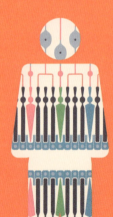

O CORPO SENSÍVEL

O segredo dos olhos	94
Dentro da retina	96
Do olho ao cérebro	98
O sentido do som	100
A vida em estéreo	102
Alto e mais alto	104
O sentido dos aromas	106
O melhor sabor possível	108
Tocante sensação	110
Sentido interior	112
Equilibrismo	114
Fazendo sentido	116
Mapa do toque	118

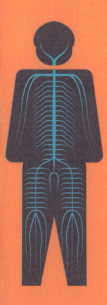

O CORPO COORDENADO

Sentindo-se nervoso	**122**
Uma cabeça cheia de nervos	**124**
Separada mente	**126**
O elo vital	**128**
Reflexos e reações	**130**
Funcionando no automático	**132**
A chave mestra	**134**
A química no controle	**136**
Na pista	**138**
Buscando o equilíbrio	**140**

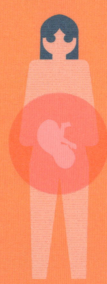

O CORPO EM CRESCIMENTO

Preparo do pré-natal	**180**
Fazendo óvulos e espermatozoides	**182**
Um novo corpo começa	**184**
Linha do tempo da gestação	**186**
O bebê por nascer	**188**
Dia do nascimento	**190**
Do bebê à criança	**192**
Crescendo	**194**
Quanto tempo vivem os humanos?	**196**
Quantos novos corpos?	**198**
Quantos corpos humanos?	**200**

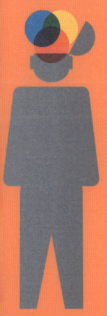

O CORPO PENSANTE

O cérebro em números	**144**
O cérebro de Brodmann	**146**
Todo embrulhado	**148**
O cérebro em recorte	**150**
Mexa-se	**152**
Esquerda ou direita?	**154**
O cérebro líquido	**156**
Internet na cabeça	**158**
O subcérebro	**160**
Cabeça grande	**162**
Cruzamento dos sentidos	**164**
A memória em números	**166**
O jogo da memória	**168**
O cérebro emocional	**170**
Tempo cerebral	**172**
Vamos dormir	**174**
Hora de sonhar	**176**

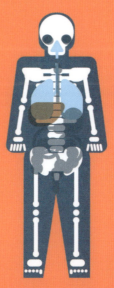

O CORPO MÉDICO

Causas dos problemas de saúde	**204**
Qual o seu problema?	**206**
Investigações médicas	**208**
Medicina cirúrgica	**210**
Drogas médicas	**212**
Guerras contra o câncer	**214**
O corpo em peças de reposição	**216**
Bebês e a medicina	**218**
Quão saudáveis e felizes?	**220**

GLOSSÁRIO **222**

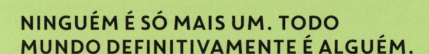

NINGUÉM É SÓ MAIS UM. TODO MUNDO DEFINITIVAMENTE É ALGUÉM.

O bem humano mais universal funciona melhor quando é amado e cuidado não só pelo seu dono, mas pelos familiares e amigos mais queridos. Quem não gostaria de saber absolutamente tudo, e até um pouco mais, sobre seu corpo?

Infográficos são informação e conhecimento comunicados de maneira gráfica. Formas e cores se sobressaem sobre as palavras e a leitura. Infográficos transcendem a linguagem escrita, são compreendidos intuitivamente e assimilados rapidamente, por isso voltam facilmente à memória. E, claro, podem ser entendidos por todas as pessoas. Eles tornam as estatísticas divertidas, os dados interessantes e fazem o conhecimento grudar feito cola.

Por isso, seria uma excelente ideia combinar esses dois elementos, o corpo humano e os infográficos. Mas como organizar tudo isso? Muitos livros sobre este assunto abordam uma dúzia ou mais de sistemas funcionais: ossos, músculos, coração e sangue, digestão, cérebro e nervos, e todo o resto. Mas nós queríamos que este livro fosse diferente.

Voltando ao Renascimento e ao surgimento do conhecimento moderno, o corpo era estudado principalmente de duas maneiras. A primeira era a anatomia, a estrutura física, seus materiais e sua construção, iniciada pelo notável *De Humani Corporis Fabrica* [Da organização do corpo humano], de Andreas Vesalius, em 1543. A segunda era a fisiologia, as funções e os mecanismos químicos, introduzida como conceito em *Physiologia* [Fisiologia], de Jean Fernel, de 1567. Esses dois tópicos ainda formam a base das modernas biologia e medicina humanas – seções 1 e 2 deste livro. Um tema abordado recentemente está na seção 3, o corpo genético. Ele passou a existir a partir de meados do século 20, marcado especialmente por uma das maiores descobertas de toda a ciência: a estrutura do DNA, em 1953, por James Watson e Francis Crick.

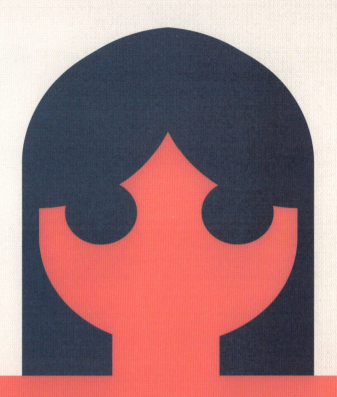

O corpo humano aprende e sente o mundo pelos sentidos, e todas as principais modalidades sensoriais são exploradas na seção 4. Suas partes – células, tecidos e órgãos – são intensamente coordenadas e integradas em um todo unificado, conforme explicado na seção 5. Coroando todo o organismo vivo está seu principal centro de comando e controle, e sede do autoconhecimento, das percepções e da consciência: o cérebro, descrito na seção 6. Até aqui, tudo isso define o corpo adulto. E cada corpo tem uma história. Ele começa como um óvulo fertilizado do tamanho da ponta de um alfinete, que aumenta de tamanho e complexidade bilhões de vezes; esse aspecto do ciclo da vida é mostrado na seção 7. Quando algo dá errado, a medicina está pronta para dar uma mão, conforme descrito na seção 8.

Nenhum livro sobre o corpo humano pode sonhar em ser completo. Mas ser seletivo, fascinante, intrigante, surpreendente, único e global são bons substitutos, especialmente por meio de uma abordagem gráfica. Fluxogramas, diagramas, mapas, guias passo a passo, linhas do tempo, símbolos, isotipos, ícones, gráficos de pizza e de barras, tudo isso foi utilizado aqui. Somos gratos àqueles que mediram, coletaram e analisaram as enormes quantidades de dados brutos, fatos reais e informação nua e crua. Nossa tarefa foi encontrar, interpretar e transformar para que os leitores achassem algo interessante neste livro. Esperamos que você se sinta encorajado a entender e apreciar um pouco mais seu bem mais precioso.

O CORPO FÍSICO

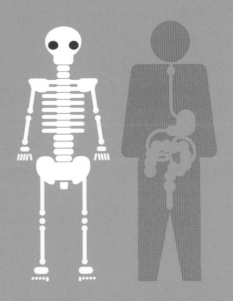

A ALTURA DO CORPO EM MILHA

Um corpo humano é a interação contínua e absurdamente complexa de dezenas de órgãos formados por centenas de subtipos de tecidos compostos por bilhões de células microscópicas. Uma forma de visualizar essa complexidade colossal e essa enorme variedade de tamanhos é aumentar o corpo para, digamos, uma milha ou 1,6 km de altura. Isso dá o dobro do arranha-céu mais alto do mundo, e nessa escala os próprios seres humanos parecem formigas correndo para todo lado. Veja abaixo!

1 MILHA

115 m — Tower Bridge (Londres)

390 m — Empire State Building (NY)

Torre Eiffel (Paris)

MENOR OSSO
2,8 m
Estribo, encontrado no ouvido interno

MAIOR OSSO
Osso da coxa (fêmur)

MENORES CÉLULAS
7 mm
Glóbulos vermelhos (eritrócitos)

ESPESSURA DA PELE
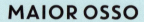
Espessura básica da pele, 2 m, que é a altura média de uma porta

DNA
Nessa escala, todo o DNA no núcleo de uma célula, esticado de ponta a ponta, ficaria com pouco mais de 2 km

1 milha = 1,6 km / 1.600 m

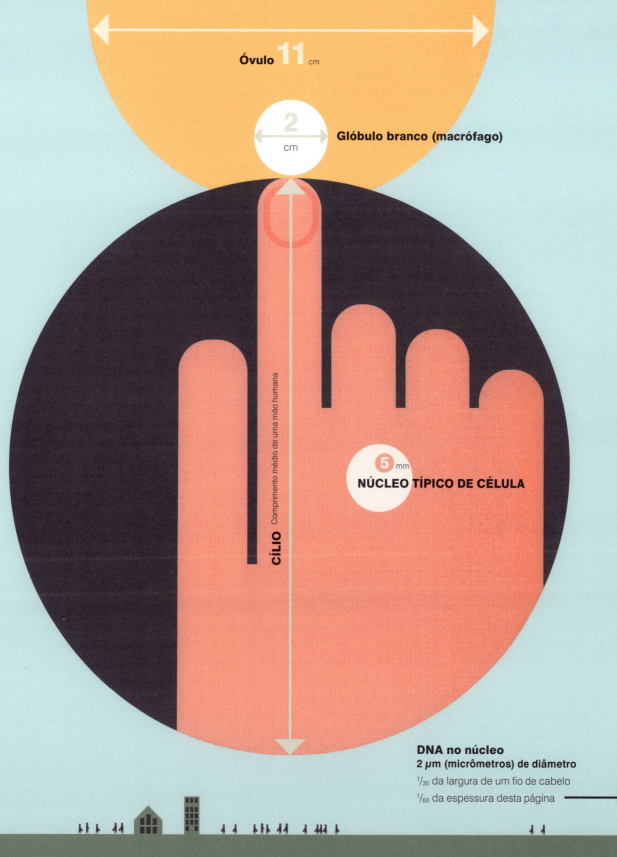

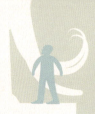

Espécies humanas anteriores

ANDANDO ERETO

A altura, ou estatura, é provavelmente a medida do corpo humano mais fácil de ser notada. A altura média tem aumentado no mundo todo nos últimos dois séculos, pelo menos, graças a uma boa alimentação – especialmente na infância – associada à diminuição de doenças. Essa tendência é mais visível em países desenvolvidos ou mais ricos. No momento, é bastante evidente na Holanda, onde a média dos jovens do sexo masculino é de 184 cm, e a do sexo feminino, 170 cm de altura, uns 19 cm a mais do que 150 anos atrás. No entanto, na América do Norte, a altura média aumentou bem pouco desde meados do século 20. No mundo todo, é provável que a altura aumente ainda por algumas décadas. Se a alimentação e a saúde em geral melhorarem nos países mais pobres, a média aumentará relativamente rápido, enquanto em regiões mais ricas ela parece já estar chegando ao máximo.

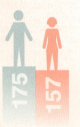

600.000–250.000 anos atrás
Homo heidelbergensis (Europa, África)
175 / 157

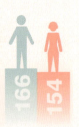

200.000–50.000 anos atrás
Homo neanderthalensis (Europa, Ásia)
166 / 154

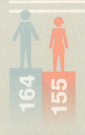
164 / 155
3.200 anos atrás (Grécia antiga)

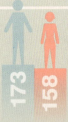
173 / 158
Meados do século 10 (Europa)

167 / 155
Meados do século 17 (Europa)

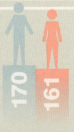
170 / 161
Meados do século 18 (Europa)

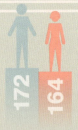
172 / 164
Meados do século 19 (Europa, América do Norte)

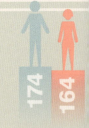
174 / 164
Meados do século 20 (Ocidente)

ALGUMAS ALTURAS MÉDIAS NOTÁVEIS

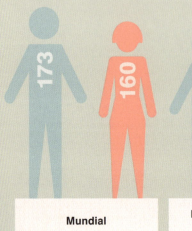

173 / 160 — **Mundial**

153 / 148 — **Povo pigmeu Batwa (África)**

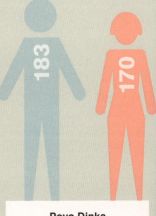

183 / 170 — **Povo Dinka (África)**

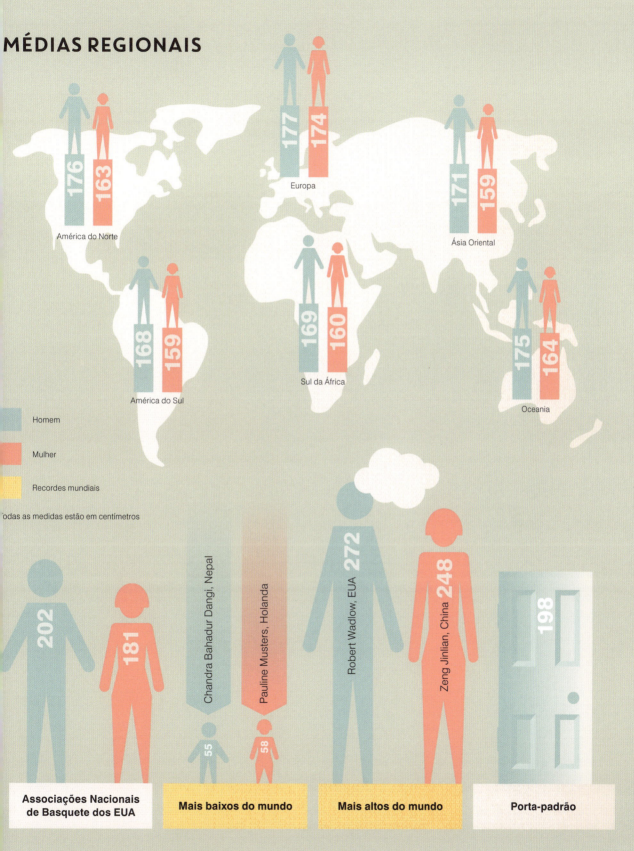

PORTE FÍSICO

Todo esqueleto humano tem 206 ossos (exceto casos raros de desenvolvimento fora do normal ou remoções cirúrgicas). Mas as formas e os tamanhos relativos dos ossos variam de pessoa para pessoa, havendo uma variedade de portes físicos: ossudo, esbelto, membros longos, atarracado, robusto, alongado, delicado e muitas outras descrições metafóricas.

Após o crescimento, a forma esquelética adulta determina medidas corporais como altura e proporções dos membros. Mas as camadas que revestem o esqueleto também acrescentam muito à silhueta do corpo. Elas incluem vários grupos de músculos, dos mais profundos aos mais superficiais, e há, por cima deles, a pele, com a sempre discutida camada hipodérmica subcutânea de tecido adiposo: a gordura.

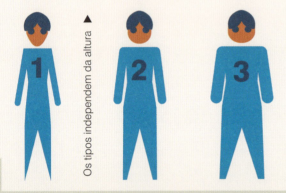

TIPOS ESQUELÉTICOS GERAIS

1 Ectomorfo: esbelto, ossos finos, "gracioso", com tendência à magreza • **2 Mesomorfo:** médio • **3 Endomorfo:** largo, ossos grandes, "robusto", com tendência à obesidade

A maioria dos indivíduos é a combinação de dois tipos.

Nos anos 1940, o psicólogo americano William Sheldon tentou relacionar a silhueta e o tamanho do corpo com traços de personalidade, temperamento, inteligência e estados emocionais. Por exemplo, os ectomorfos seriam introvertidos, ansiosos, tímidos e reprimidos, e os endomorfos, abertos, expressivos, volúveis e bem-humorados. Desde então, essa teoria caiu em descrédito.

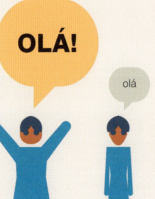

OLÁ!

olá

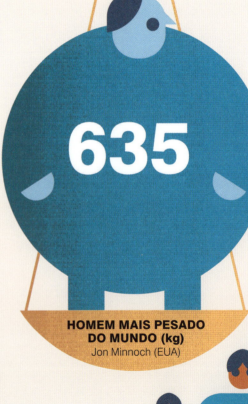

HOMEM MAIS PESADO DO MUNDO (kg)
Jon Minnoch (EUA)

635

Banana

Morango

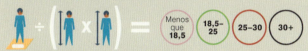

(% da massa) **proporções corporais saudáveis**

- Músculos
- Ossos
- Outros
- Gordura

MULHER MAIS PESADA DO MUNDO (kg)
Carol Yager (EUA)

CORPOS FRUTA E CASTANHA

Silhuetas associadas a frutas ou castanhas podem ser mais fáceis de lembrar do que fórmulas complicadas. Elas indicam onde há excesso de peso. Em geral, ter gordura abdominal (formato de maçã) indica maiores riscos para a saúde do que ter gordura nas nádegas e coxas (formato de pera).

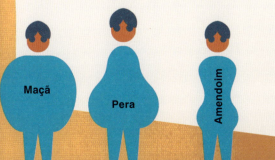

Maçã · Pera · Amendoim

IMC: índice de massa corporal

O IMC faz um cálculo aproximado entre massa (peso) e altura ideais para a saúde. Ele procura incluir tanto mulheres quanto homens, assim como levar em conta a maioria dos tipos, do mais esbelto ao mais corpulento.

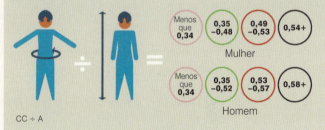

M ÷ A², ou a massa (peso) do corpo em quilogramas dividida pela altura do corpo multiplicada por ela mesma em metros

RCEst: relação cintura/altura

Provavelmente o mais simples, matematicamente, desse tipo de cálculos, o RCEst é um indicador rápido e prático de distribuição da gordura no corpo.

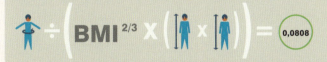

CC ÷ A

IFC: índice de forma corporal

Um IMC mais desenvolvido, o IFC inclui a circunferência da cintura (CC). Ele leva em conta a distribuição da gordura pelo corpo e é considerado um prognóstico mais preciso para a saúde, porém requer cálculo mais complexo.

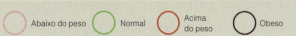

CC ÷ (IMC$^{2/3}$ x A²), ou IMC elevado a ⅔ multiplicado pela altura vezes ela própria em metros, dividido pela circunferência da cintura em metros. O cálculo completo inclui a idade e seleciona homem/mulher

○ Abaixo do peso   ○ Normal   ○ Acima do peso   ● Obeso

EM PROPORÇÃO

Desde a Antiguidade, artistas e escultores têm celebrado a proporção e a harmonia na forma humana. Claro que os corpos têm muitos formatos e tamanhos, mas quase sempre as mesmas proporções e relações se aplicam à grande maioria deles. A bem conhecida proporção áurea de 1:1,618 (também conhecida como razão áurea, número de ouro, fi, Φ) é bastante encontrada na natureza e muito usada na arte para reproduzir distâncias e formas agradáveis e equilibradas. Essa razão também se aplica por todo o corpo.

1   1,618

Unidades de cabeça ("alturas do rosto")
Considerar a cabeça/rosto, da base do queixo ao alto do crânio, como um oitavo da altura total, leva a estas proporções típicas:

O corpo áureo
Proporção áurea. Para duas linhas de comprimentos a e b
a:b = (a+b):a = 1,618

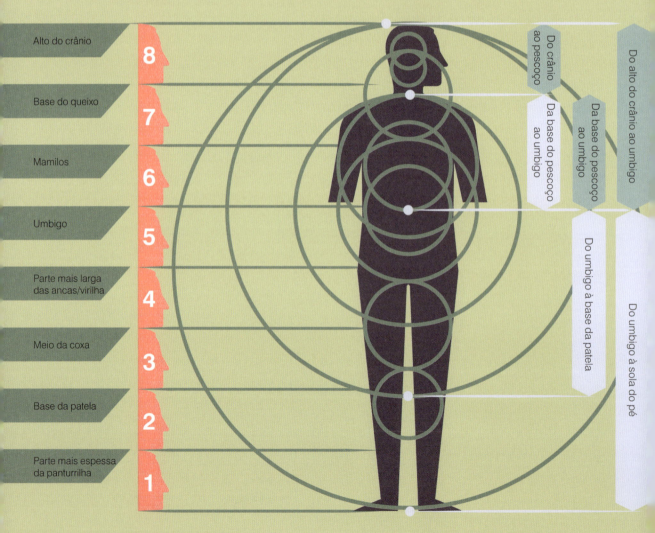

Alto do crânio — 8
Base do queixo — 7
Mamilos — 6
Umbigo — 5
Parte mais larga das ancas/virilha — 4
Meio da coxa — 3
Base da patela — 2
Parte mais espessa da panturrilha — 1

Do crânio ao pescoço
Da base do pescoço ao umbigo
Da base do pescoço ao umbigo
Do alto do crânio ao umbigo
Do umbigo à base da patela
Do umbigo à sola do pé

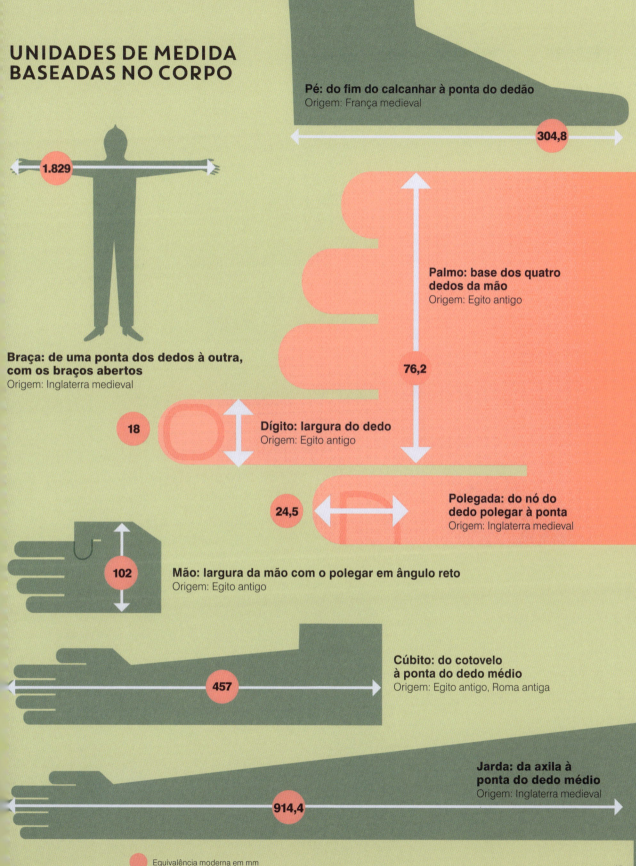

FATIADO E CORTADO

Da mesma forma que para encontrar um lugar é preciso saber latitude, longitude e altitude, a localização exata de qualquer parte do corpo exige um conjunto básico de coordenadas tridimensionais, ou matrizes: de cima a baixo, de um lado a outro, da frente às costas. As atuais tecnologias de diagnóstico por imagem revelam o interior do corpo como nunca visto antes, sem a necessidade de bisturi. Estas são as informações necessárias a serem observadas no corpo.

TRANSVERSAL
horizontalmente de cima a baixo

PLANOS ANATÔMICOS

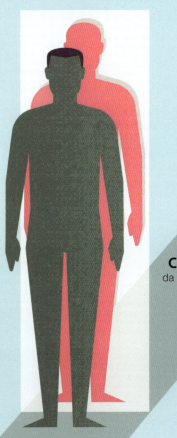

CORONAL
da frente às costas

SAGITAL
de um lado a outro

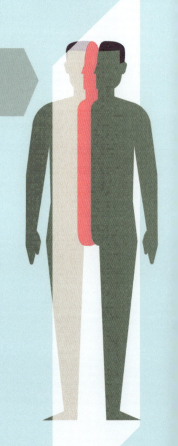

EIXOS DE ROTAÇÃO

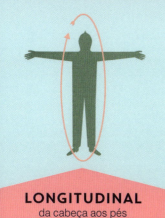

LONGITUDINAL
da cabeça aos pés

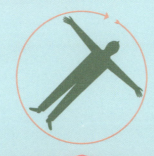

FRONTAL
da frente às costas

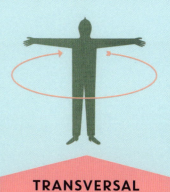

TRANSVERSAL
de um lado a outro

DIREÇÕES DE VISÃO

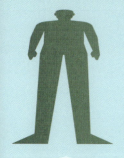

INFERIOR
de baixo

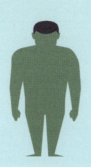

SUPERIOR
de cima

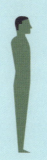

LATERAL
de lado, externo

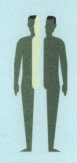

MEDIAL
de lado, interno

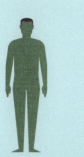

ANTERIOR
de frente

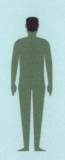

POSTERIOR
de trás

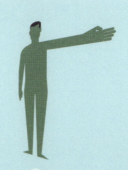

DISTAL
da extremidade para o corpo

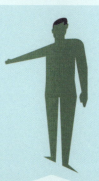

PROXIMAL
do corpo para a extremidade

O CORPO TRANSPARENTE

Tecnologias avançadas de diagnóstico por imagem possibilitam vermos dentro e até através do corpo, e visualizar cada cantinho sem tocar em um bisturi. Aqui estão alguns dos principais órgãos e marcos que servem como bons pontos de referência, e que são todos explicados mais adiante no livro.

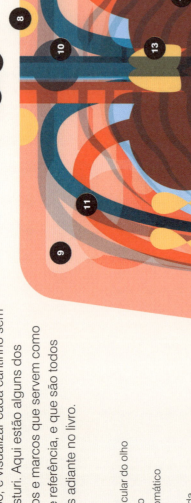

secção coronal do corpo

1 osso frontal
2 músculo orbicular do olho
3 órbita do olho
4 músculo zigomático
5 seio nasal
6 artéria carótida
7 veia jugular
8 linfonodos cervicais
9 escápula
10 tireoide
11 artéria e veia axilares
12 linfonodos torácicos
13 timo
14 úmero
15 coração
16 costelas
17 pulmão esquerdo
18 rim esquerdo
19 aorta
20 vesícula biliar
21 fígado
22 veia radial

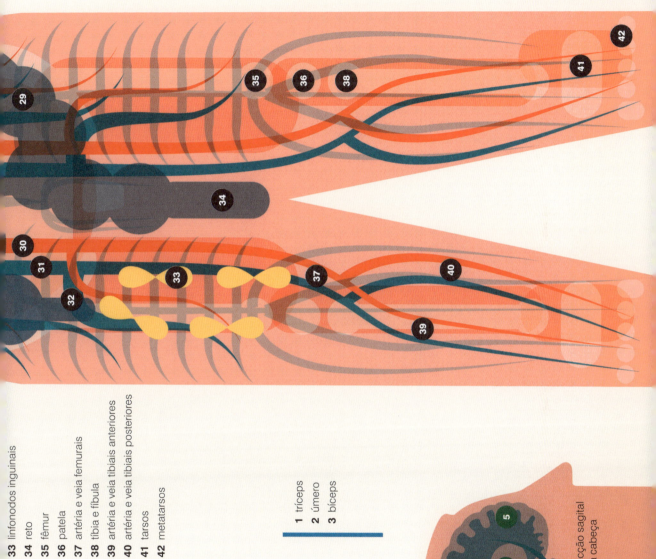

secção transversal do braço

23 artéria ulnar
24 estômago
25 rádio e ulna
26 carpos
27 metacarpos
28 intestino delgado
29 cólon (intestino grosso)
30 artéria ilíaca
31 veia ilíaca
32 apêndice

33 linfonodos inguinais
34 reto
35 fêmur
36 patela
37 artéria e veia femurais
38 tíbia e fíbula
39 artéria e veia tibiais anteriores
40 artéria e veia tibiais posteriores
41 tarsos
42 metatarsos

1 tríceps
2 úmero
3 bíceps

1 lobo occipital
2 córtex cerebral
3 ventrículo cerebral
4 corpo caloso
5 lobo frontal

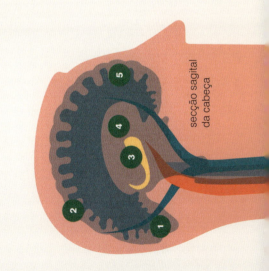

secção sagital da cabeça

19

ANÁLISE DE SISTEMAS

Um sistema corporal é um grupo de órgãos, tecidos e células dedicados a uma (às vezes duas) função principal que mantém os seres humanos vivos e funcionando bem.

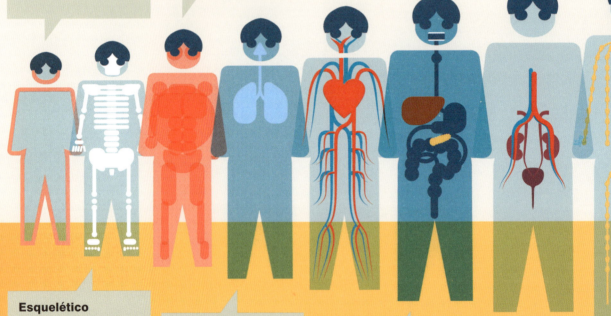

Tegumentar
• Pele • pelos e cabelos • unhas • suor e outras glândulas exócrinas
Para proteção, controle da temperatura, excreção e sensação.

Muscular
640 músculos esqueléticos especializados em contração
Para movimentos corporais, transporte de substâncias internas e proteção.

Cardiovascular
• Coração • sangue • vasos sanguíneos
Para transportar oxigênio e nutrientes, coletar dióxido de carbono e excretas e controlar a temperatura.

Urinário
• Rins • ureteres • bexiga • uretra
Para filtrar excretas do sangue e controlar os níveis gerais de fluidos corporais.

Esquelético
206 ossos (em geral também inclui articulações)
Para sustentação, proteção, movimento e produção de células sanguíneas.

Respiratório
• Nariz • garganta • faringe • vias respiratórias • pulmões
Para absorção de oxigênio, remoção de dióxido de carbono, vocalização.

Digestório
• Boca • dentes • glândulas salivares • esôfago • estômago • intestinos • fígado • pâncreas
Para digestão física e química e absorção de nutrientes.

Linfático
• Linfonodos • vasos linfáticos • glóbulos brancos
Para drenar fluidos corporais em geral, distribuir nutrientes, coletar excretas e reparar e defender o corpo.

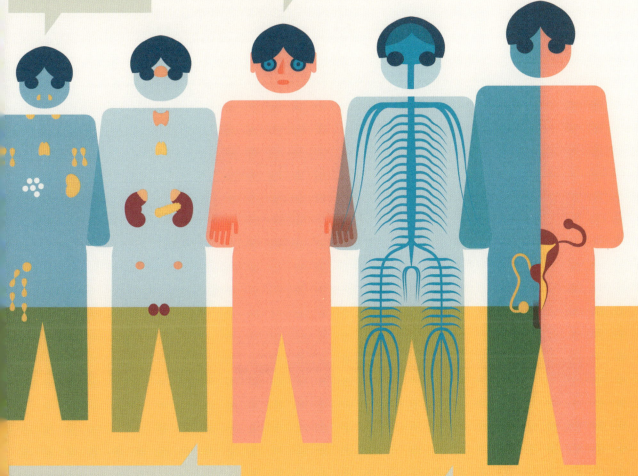

PARTES DE UM TODO

Há muitas maneiras de dividir um corpo humano. Em relação aos papéis funcionais ou funções, existem os sistemas, os órgãos, os tecidos, as células e seus processos bioquímicos, ou a fisiologia. Pela perspectiva anatômica ou estrutural, existem novamente os órgãos e os tecidos, sendo os maiores o fígado e a pele (com sua camada gordurosa ou subcutânea). Outra divisão do corpo é a regional: a cabeça, o tronco – incluindo o peito, ou tórax, e o abdômen – e os membros com seus vários segmentos.

	MASSA CORPORAL %	MASSA EM GRAMAS NUM CORPO DE 75 KG
Músculos	40	30.000
Pele (todas as camadas)	15	11.200
Ossos	14	10.500
Fígado	2	1.550
Cérebro	2	1.400
Intestino grosso	1,5	1.100
Intestino delgado	1,2	900
Pulmão direito	0,6	450
Pulmão esquerdo	0,5	400
Coração	0,5	350
Baço	0,18	140
Rim esquerdo	0,18	140
Rim direito	0,17	130
Pâncreas	0,13	100
Bexiga	0,1	75
Tireoide	0,05	35
Útero (mulher)	0,08	60
Próstata (homem)	0,03	20
Testículos (homem)	0,03	20

MEDINDO O CORPO

Medidas tradicionais para vestuários no Reino Unido (polegadas).

Chapéu
Circunferência da parte mais larga (logo acima das sobrancelhas) dividida por 3,15.

Luva
Ao redor da parte mais larga (nós dos dedos).

Colarinho
Ao redor da parte mais larga do pescoço mais ½ polegada.

Manga
Do meio da parte detrás do pescoço ao ombro, e do ombro ao osso do pulso.

A MODA DO PÉ-GRANDE

Regiões desenvolvidas como a América do Norte e a Europa têm visto, especialmente nas mulheres (conforme demonstrado nestes tamanhos-padrão de pés médios adultos femininos), que os números estão crescendo. Parte disso se deve ao aumento da estatura, mas não tudo.

Reino Unido 4 Europa 37 EUA 6½
Reino Unido 5 Europa 38 EUA 7½
Reino Unido 6,5 Europa 39½ EUA 8½

1960
1970
2010

Compare com o seu!

Calçado
Baseado no pé do rei Eduardo II (1284-1327), que era tamanho 12 (12 polegadas), aumentando ou diminuindo um grão de cevada (½ polegada) por número.

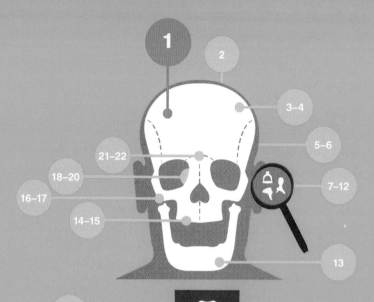

O corpo humano tem

206

ossos (normalmente)

ESQUELETO

No início do desenvolvimento no útero, os ossos surgem primeiro como cartilagens, que gradualmente se tornam ossificadas, ou preenchidas por matéria óssea, sendo o número real de ossos mais de 300 na infância. Depois o total diminui de novo quando alguns desses elementos ósseos, especialmente os do crânio, se juntam ou se fundem com a maturidade.

Variações genéticas e de desenvolvimento também acontecem. Cerca de uma em cada 120 pessoas tem duas costelas a mais, formando 13 pares em vez de 12. Por volta de um entre 25 esqueletos é "lombarizado", parecendo haver uma sexta vértebra lombar somada às cinco normais, mas a extra é uma vértebra móvel, não fundida, "emprestada" do osso sacro abaixo, que tem quatro segmentos vertebrais fundidos em vez de cinco. Uma em aproximadamente 100 pessoas tem um número diferente de dedos da mão ou do pé e seus ossos. Ainda, às vezes, há ossos extras no pulso, no tornozelo...

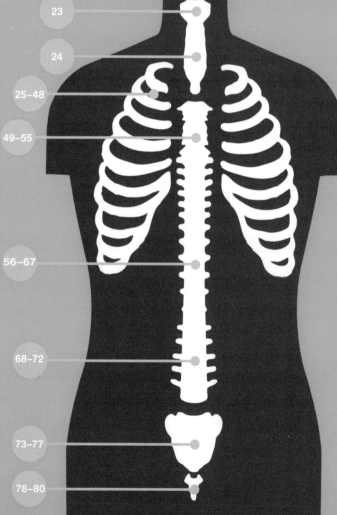

80 ESQUELETO AXIAL

Composto de quatro partes
Crânio, rosto, coluna dorsal e tórax

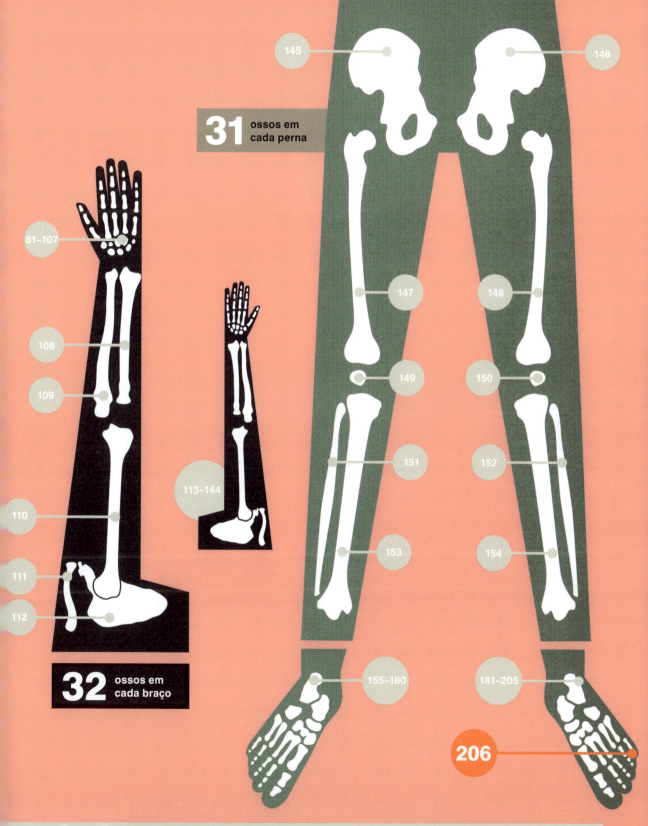

126 ESQUELETO APENDICULAR

Composto de quatro partes
Braços e pernas

QUESTÕES DENTAIS

Nenhuma parte do corpo é tão dura quanto o esmalte que recobre o dente. Logo abaixo dessa camada está a dentina, também dura e resistente ao desgaste. E entre a raiz e a gengiva de cada dente há a "cola viva", que é o cemento, outro material robusto e resistente. O pacote completo – 32, na verdade, se todos os dentes permanentes se desenvolverem e persistirem – facilita quase uma vida toda de mordidas, mastigadas, dentadas e roídas, e também caretas e sorrisos.

6–10
Primeiro incisivo
(arcada inferior)

DENTES PERMANENTES
32:
8 Incisivos
4 Caninos
8 Pré-molares
12 Molares

DENTES DE LEITE
20:
8 Incisivos
4 Caninos
0 Pré-molares
8 Molares

8–12
Primeiro incisivo
(arcada superior)

9–13
Segundo incisivo

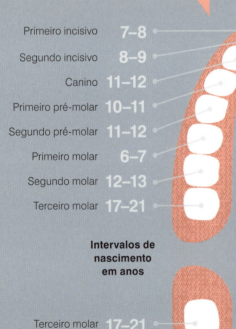

Primeiro incisivo	7–8
Segundo incisivo	8–9
Canino	11–12
Primeiro pré-molar	10–11
Segundo pré-molar	11–12
Primeiro molar	6–7
Segundo molar	12–13
Terceiro molar	17–21

ARCADA SUPERIOR

Intervalos de nascimento em anos

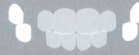

10–15
Segundo incisivo

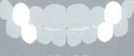

12–20
Primeiros molares

Terceiro molar	17–21
Segundo molar	11–13
Primeiro molar	6–7
Segundo pré-molar	11–12
Primeiro pré-molar	10–11
Canino	9–10
Segundo incisivo	7–8
Primeiro incisivo	6–7

ARCADA INFERIOR

16–25
Caninos

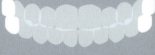

24–36
Segundos molares

Intervalos de nascimento em meses

QUANTAS RAÍZES?

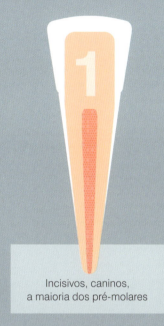

Incisivos, caninos, a maioria dos pré-molares

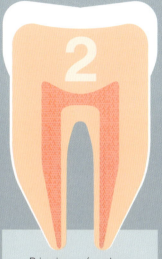

Primeiros pré-molares superiores (maxilares), molares inferiores (mandibulares)

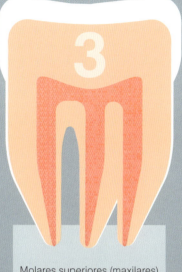

Molares superiores (maxilares)

Dentes ajuizados

Os dentes de siso são os quatro terceiros molares encontrados no fundo de cada lado de cada arcada. Geralmente eles nascem, se é que nascem, quando a pessoa se torna um adulto "ajuizado", dos 17 aos 21 anos. Mas seu aparecimento é variável. Eles podem nunca se desenvolver, ou podem crescer e despontar normalmente ou não, ou podem crescer "atravessados" e pressionar ou afetar os dentes do lado.

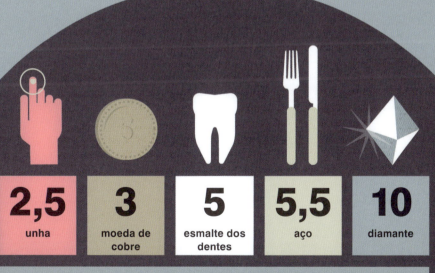

2,5	3	5	5,5	10
unha	moeda de cobre	esmalte dos dentes	aço	diamante

Quão duros são os dentes?
Existem muitas maneiras de medir a "dureza". A principal é a eficiente Escala de Mohs: baseada no que arranha o quê, possui 10 padrões como medidas e é usada para minerais.

MUITO COMPRIMENTO

Cerca de um sexto do peso do corpo são órgãos tubulares. Os sistemas circulatório, linfático, digestório e urinário são basicamente redes de canos, tubos e tubinhos cheios de fluido, variando desde diâmetros mais grossos que um polegar até um décimo de um fio de cabelo. Para caberem dentro do corpo humano, esses diferentes vasos estão enrolados, dobrados e espiralados com uma incrível complexidade e intimidade. Mas se fossem desenrolados e emendados um no outro, seu comprimento seria assombrosamente imenso.

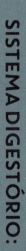

SISTEMA DIGESTÓRIO: boca + garganta + esôfago + estômago + intestino delgado + cólon ascendente + cólon transverso + cólon descendente + cólon sigmoide + reto + ânus

9,5 m

9,5 m

SISTEMA URINÁRIO
Túbulos do néfron (unidades de filtragem) nos rins.

50 km

Grand Canyon — 29 km — Madri — Paris

COMPRIMENTO TOTAL

28

SISTEMA CARDIOVASCULAR

Capilares	**50.000**
Arteríolas e vênulas	**49.000**
Artérias e veias médias e grandes	**1.000**

100.000 km

2½ VEZES O REDOR DA TERRA!

SISTEMA LINFÁTICO

Número médio de linfonodos em cada área:
Abdômen **260**   Pescoço **150**   Virilha **40**   Axilas **40**

400–700

| Berlim | Varsóvia | Minsk | Moscou |

DOS LINFONODOS E VASOS LINFÁTICOS (KM) **4.000**

RECORDES MUSCULARES

CONTRAÇÃO MAIS RÁPIDA

Extraoculares
Ao redor e atrás do globo ocular, fazendo-o girar e mover.

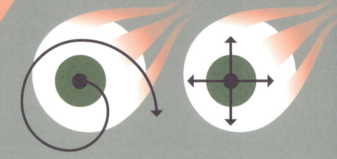

MAIS LONGOS

Sartório
Cruza a frente da coxa, fazendo-a girar e levantar.

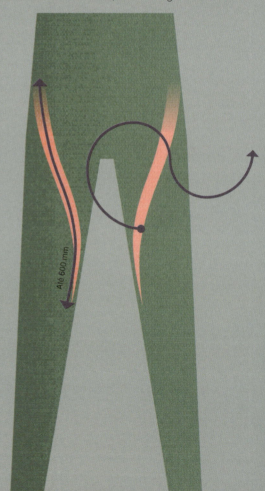

MÚSCULOS E SEUS NOMES

Cerca de dois quintos do peso do corpo é de músculos. Mais de 640 músculos revestem praticamente cada parte do corpo, do occipitofrontal, encontrado na testa, até os músculos plantares intrínsecos, na sola do pé.

Uma das características dos músculos são os seus nomes longos e complicados. Eles podem variar por estarem na frente (anterior, ventral) ou nas costas (posterior, dorsal), e assim por diante, de acordo com as convenções anatômicas. Ou por estarem grudados no(s) osso(s), e às vezes perto dos nervos adjacentes. Ou talvez próximos de algum órgão importante, ou por causa do movimento que efetuam: flexores dobram e extensores esticam. Outra opção é o formato do músculo: o deltoide do ombro é mais ou menos triangular. De fato, no caso de alguns músculos mais azarados, quase todos esses fatores contribuem para seus nomes gigantescos.

MAIS FLEXÍVEL

Lingual superior
Músculo superior da língua (que na verdade é um conjunto de 12 músculos). Contribui para a grande variedade de movimentos da língua.

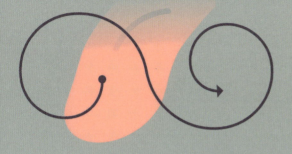

MAIS FORTE

Masseter
Lateral do rosto e da cabeça. Morder e mastigar.

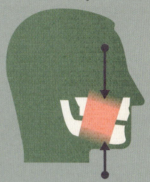

NOME MAIS COMPRIDO

levator labii superioris alaeque nasi

| Levante | o lábio superior | e expanda as narinas |

  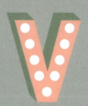 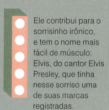 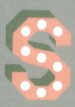

Ele contribui para o sorrisinho irônico, e tem o nome mais fácil de músculo: Elvis, do cantor Elvis Presley, que tinha nesse sorriso uma de suas marcas registradas.

MENOR

Estápédio
Dentro do ouvido interno. Amortece as vibrações do ruído excessivo.

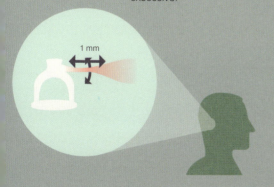

MAIS VOLUMOSO

Glúteo máximo
Forma a maior parte das nádegas. Puxa a coxa para trás para andar, saltar e correr.

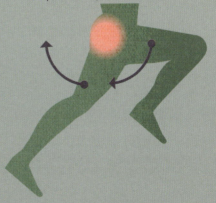

PODER DE TRAÇÃO

Os músculos vivos são poderosos para seu tamanho e peso, mas medir força, potência e capacidade de trabalho humanas é um exercício problemático. A contração de cada músculo depende de sua boa forma básica (especialmente o seu uso regular e saudável ou não), da velocidade da contração e do número de fibras envolvidas (que depende dos sinais nervosos que o controlam), se o músculo já está parcialmente contraído ou relaxado, se acabou de ser utilizado e por isso pode estar fatigado, e muitos outros fatores.

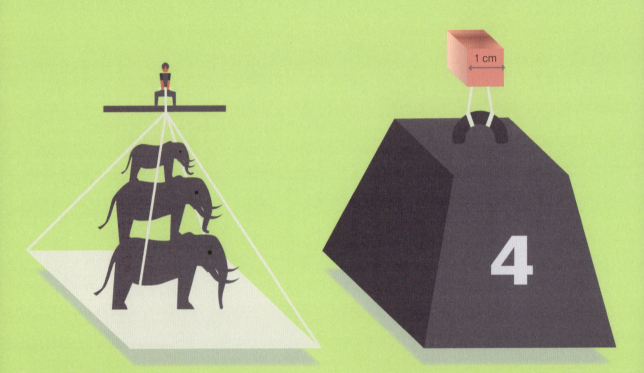

Todos juntos, vamos lá
Estima-se que se todos os músculos do corpo pudessem contribuir para um só esforço, conseguiriam erguer 20 toneladas, aproximadamente três elefantes africanos.

Força básica
Um músculo com um centímetro quadrado de área de secção exerce uma força máxima de 40 newtons, o bastante para erguer um peso de 4 kg.

ALGUMAS COMPARAÇÕES

Emissão de potência, W (watt, rato) ou kW (1.000 watts, os outros) / Razão potência/peso, W/kg (watts por quilo)

 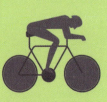  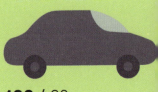

0,2 / 5   **1–1,5** / 3,5   **10** / 20   **100** / 60

NO INTERIOR DO INTERIOR DO INTERIOR DO INTERIOR DE UM MÚSCULO

Músculo, por exemplo, bíceps braquial (antebraço)

Comprimento relaxado: 250 mm

Área de secção máxima, contraído: 65 centímetros quadrados

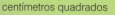

Em teoria

Um músculo bíceps braquial de um braço em forma, com uma área de secção máxima de 65 centímetros quadrados, poderia erguer 260 quilogramas, o equivalente a três ou quatro adultos.

600.000 / 1.400

600 / 900

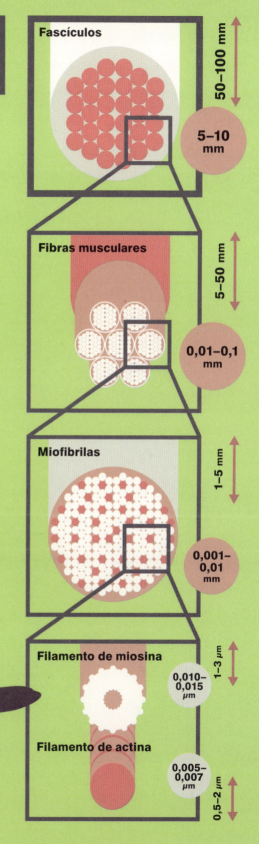

Fascículos — 50–100 mm / 5–10 mm

Fibras musculares — 5–50 mm / 0,01–0,1 mm

Miofibrilas — 1–5 mm / 0,001–0,01 mm

Filamento de miosina — 1–3 μm / 0,010–0,015 μm

Filamento de actina — 0,5–2 μm / 0,005–0,007 μm

ESCORREGADIO, NÃO?

Coeficiente de fricção cinética, lubrificada,[1] materiais adjacentes

0,003 Cartilagem + fluido sinovial
0,005 Lâmina de patins + gelo
0,02 Gelo + gelo
0,02 BAM + BAM[2]
0,04 PTFE + PTFE[3]
0,05 Esqui + neve
0,2 Aço + latão
0,5 Aço + alumínio
0,8 Borracha + concreto

[1] Resistência ao deslizamento quando já em movimento.
[2] Boro-alumínio-magnésio, um dos sólidos mais escorregadios produzidos pelo homem.
[3] Politetrafluoretileno, nomes comerciais incluem Teflon.

UNIDOS PELAS ARTICULAÇÕES

O esqueleto humano tem entre 170 e 400 articulações, dependendo de como elas são definidas – se três ossos se unirem, todos com ao menos algum tipo de contato com os outros, já teremos uma, duas ou três articulações. Essas peças, fisicamente castigadas, funcionam tão bem por tanto tempo, pois possuem as extremidades dos ossos recobertas por cartilagens lubrificadas pelo ultraescorregadio fluido sinovial e ligeiramente amortecidas e deslizantes. Além disso, uma espécie de cápsula ou saco resistente envolve a articulação, e ligamentos elásticos unem os ossos para permitir movimento, mas evitando o deslocamento quando as extremidades se separam – uma dor que dificilmente se esquece.

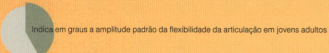

Indica em graus a amplitude padrão da flexibilidade da articulação em jovens adultos

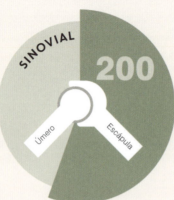

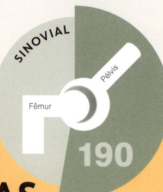

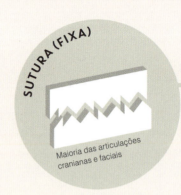

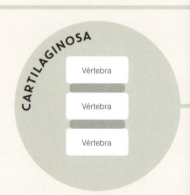

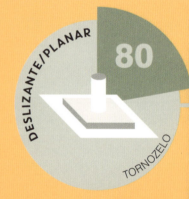

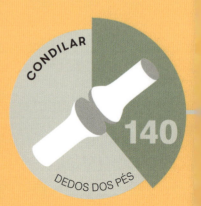

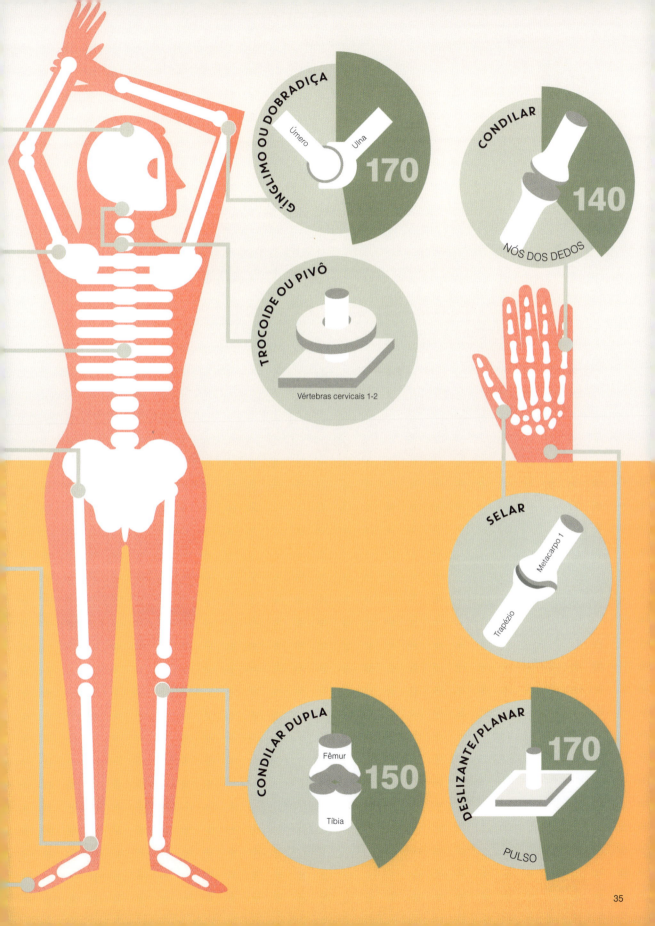

SOPRO DE VIDA

Respire fundo. Inspire um pouco mais. E mais, continue... Mesmo a mais profunda inspiração dificilmente preencherá os pulmões. O objetivo da respiração pulmonar (diferente da respiração celular) é trazer ar fresco para dentro dos pulmões. Dali, o oxigênio entra na corrente sanguínea e vai para o próximo sistema, o cardiovascular, para ser distribuído pelo corpo todo. Uma outra função da respiração é expelir o dióxido de carbono (produzido pela respiração celular), o qual, se ficar apenas 10%-20% acima do normal, pode causar respiração ofegante, tontura, até chegar à inconsciência. Um outro benefício da respiração é ajudar na fala e em outras vocalizações. Assim, vias respiratórias, pulmões e músculos do peito continuam respirando, inspirando e expirando, cerca de 8-10 milhões de vezes por ano.

810 m

Total de ar respirado durante a vida (em litros)

280.000.000

Se você espirrasse o mais forte que conseguisse, a velocidade do ar saindo do seu nariz seria de 20 m por segundo, ou 72 km/h

400–600
milhões de alvéolos
(minúsculos sacos de ar)

2.500
km de vias respiratórias
(brônquios e bronquíolos)

1.000
km de capilares
(vasos sanguíneos minúsculos)

GASES ENTRANDO %

78 Nitrogênio

Oxigênio **21**

Outros, menos que **1**

Dióxido de carbono **0,3**

Vapor d'água atmosférico (varia)

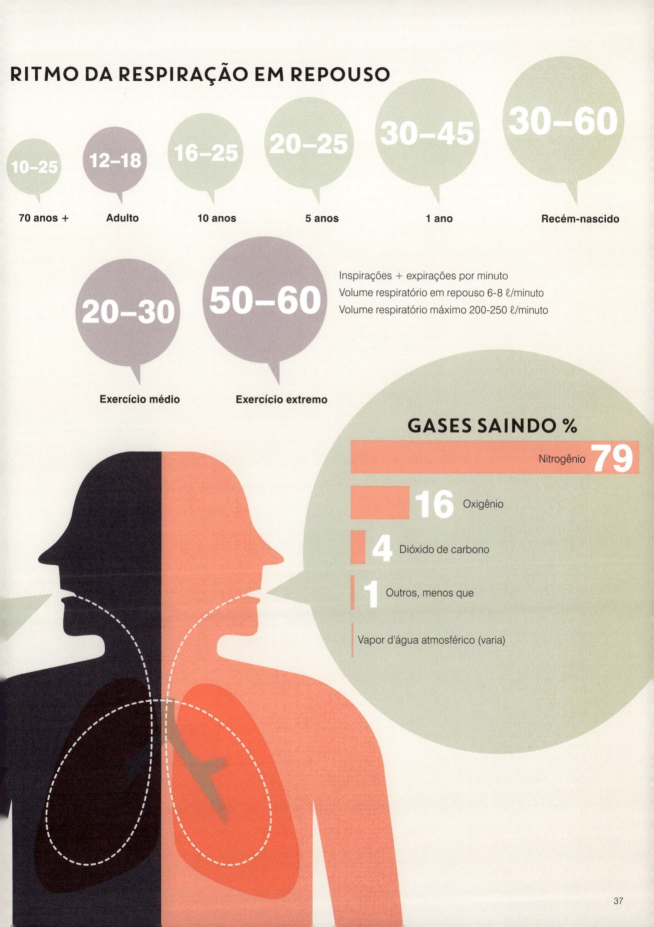

RITMO VITAL

O coração – um saco de músculos aparentemente simples que bombeia sangue – bate 3 bilhões de vezes ou mais durante a vida. Quando ele para, a vida também para (a menos que a emergência médica esteja disponível). Na verdade, o coração e seu sistema circulatório são incrivelmente complexos. O próprio coração, mesmo sem o corpo, tem um ritmo de contrações inato ou intrínseco de 60 a 100 batimentos por minuto, devido ao seu próprio conjunto de marca-passos naturais. Influências do corpo – sobretudo sinais do nervo vago, vindo do cérebro, e hormônios como a adrenalina (epinefrina) – alteram sua velocidade e também o volume e a força de cada batimento, fazendo frente à imensa variedade que o corpo necessita.

Ritmos cardíacos em repouso por idade (batimentos por minuto)

120 Recém-nascido
90 1 ano
80 10 anos
60-80 Adulto
40-60 Atleta
58-80 70+ anos

Energia
A cada dia, os músculos cardíacos produzem energia cinética suficiente para fazer um caminhão rodar por 30 km.

Em repouso
O coração levaria 30 minutos para encher uma banheira de sangue, e, para encher uma piscina olímpica, 5 anos.

Carótida
Pescoço

Pulso
Uma onda de sangue em alta pressão se espalha pelos vasos arteriais a cada batimento.

É sentido mais facilmente no local em que a artéria está logo abaixo da pele e tem um tecido rígido debaixo dela. Em geral, na artéria radial do pulso, abaixo do volume do polegar.

Braquial
lado de dentro do cotovelo

Radial
pulso

Femural
virilha

Poplítea
atrás do joelho

Posterior tibial
tornozelo

Dorsal pedal
alto do pé

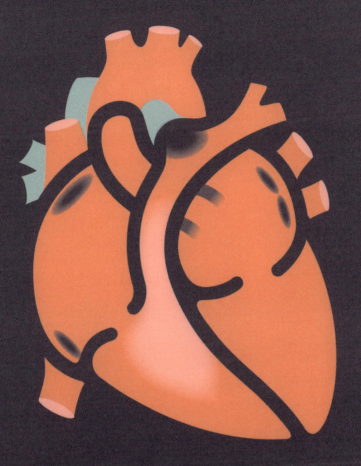

CORAÇÃO FÍSICO
Tamanho: aproximadamente
o de um punho fechado

350

Massa média em gramas

SOB PRESSÃO

Quase todas as partes do corpo* – cada célula – dependem do fluxo sanguíneo, o qual transporta oxigênio e nutrientes e limpa dióxido de carbono e outras excretas. O fluxo é produzido pelos batimentos cardíacos em duas fases principais. Durante a diástole, as paredes musculares do órgão relaxam e ele se expande com o sangue que entra em baixa pressão pelas veias – vasos largos, flácidos, de paredes finas, que devolvem o sangue dos vasos menores, capilares, para o coração. Meio segundo depois ocorre a sístole, quando os músculos do coração se retesam e se contraem, forçando o sangue para fora do órgão em alta pressão pelas artérias – vasos musculares de paredes grossas, que acabam se dividindo para formar capilares. As pressões envolvidas são as maiores de qualquer sistema do corpo e fazem os vasos incharem em ondas que percorrem sua rede cheia de ramificações. (*Entre as poucas partes do corpo que não têm um fornecimento direto de sangue estão a córnea e o cristalino, no olho; se elas tivessem, nossa visão seria encoberta por uma teia avermelhada.)

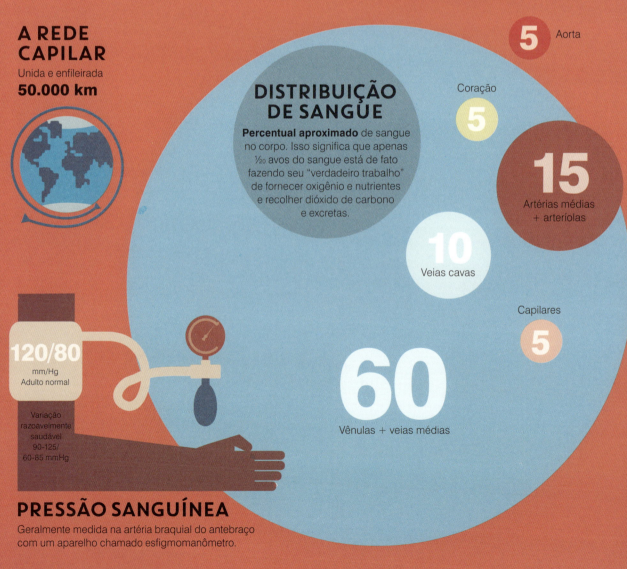

A REDE CAPILAR
Unida e enfileirada
50.000 km

DISTRIBUIÇÃO DE SANGUE
Percentual aproximado de sangue no corpo. Isso significa que apenas 1/20 avos do sangue está de fato fazendo seu "verdadeiro trabalho" de fornecer oxigênio e nutrientes e recolher dióxido de carbono e excretas.

5 Aorta
5 Coração
15 Artérias médias + arteríolas
10 Veias cavas
5 Capilares
60 Vênulas + veias médias

120/80 mm/Hg
Adulto normal
Variação razoavelmente saudável
90-125/60-85 mmHg

PRESSÃO SANGUÍNEA
Geralmente medida na artéria braquial do antebraço com um aparelho chamado esfigmomanômetro.

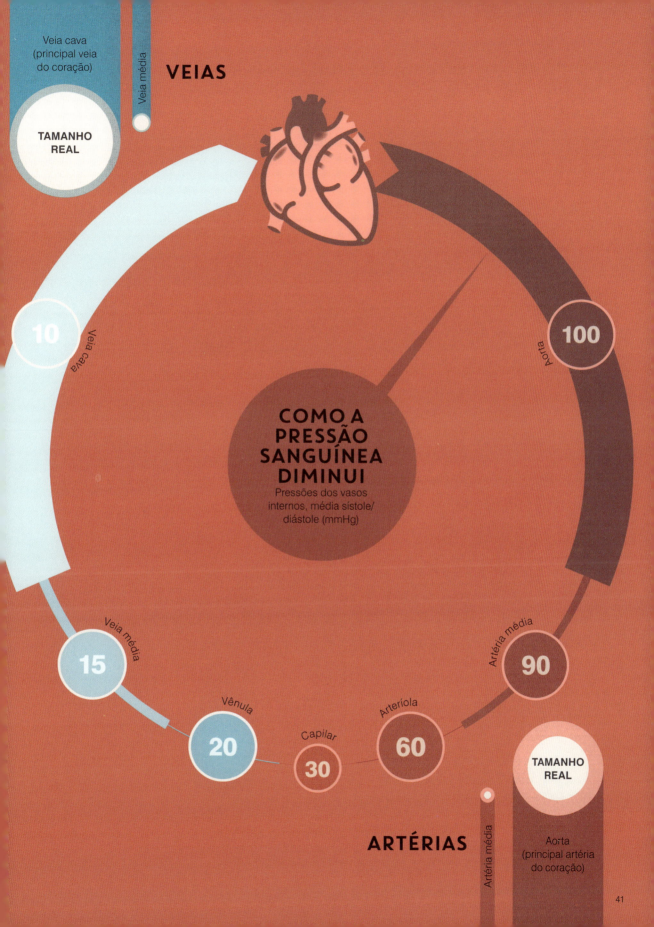

COMO SE FAZ UM CAMPEÃO?

A receita corporal para um atleta campeão é complexa, com muitos fatores diferentes em jogo, que incluem oportunidades de treino, qualidades do treinador, do nutricionista, do fisiologista e de outros especialistas, como também equipamentos, localização e outras instalações. Grande parte está na mente: automotivação, dedicação total e vontade de vencer; o apoio da família e dos amigos é fundamental. Mas talvez o mais importante seja a genética da pessoa: seu biotipo pode equipar você melhor para um esporte do que para outro.

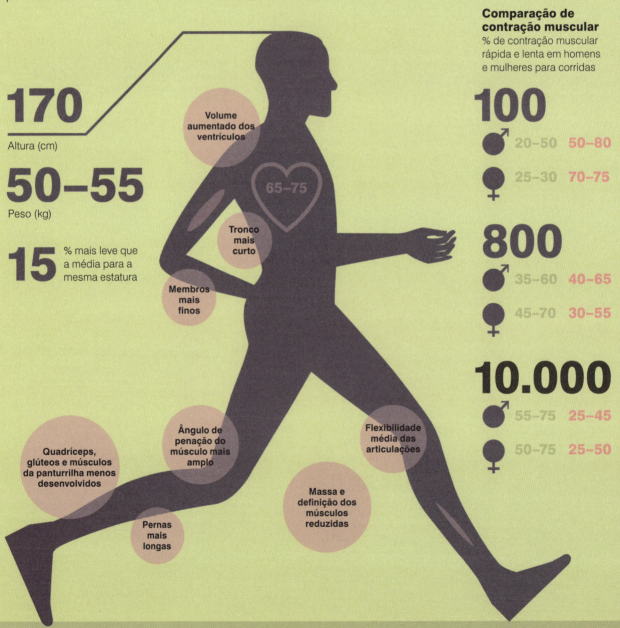

CORREDOR FUNDISTA
Muito magro (quase zero de gordura)

MÚSCULOS DE FIBRA

A maioria dos músculos em grande parte das pessoas possui dois tipos de fibras. **De contração lenta** (tipo I) são os que contraem mais devagar, geram menos força, mas podem funcionar por mais tempo antes da fadiga. **De contração rápida** (tipo II) são os que contraem velozmente, geram breves explosões de força ou velocidade, mas entram em fadiga rapidamente. Diferentes tipos de treinamento maximizam o crescimento e a força das fibras existentes, mudando suas contribuições relativas aos movimentos. O exercício menos intenso promove o desenvolvimento das fibras de contração lenta; mais intensidade estimula as fibras de contração rápida. A proporção de fibras de contração rápida e lenta é determinada pela genética. Uma versão "forte" do gene ACTN3 aumenta a proporção de fibras de contração rápida.

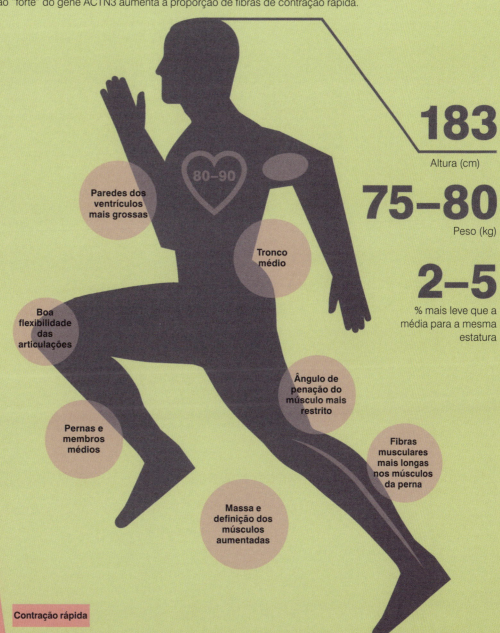

183 Altura (cm)

75–80 Peso (kg)

2–5 % mais leve que a média para a mesma estatura

- Paredes dos ventrículos mais grossas
- 80–90
- Tronco médio
- Boa flexibilidade das articulações
- Ângulo de penação do músculo mais restrito
- Pernas e membros médios
- Fibras musculares mais longas nos músculos da perna
- Massa e definição dos músculos aumentadas

Contração lenta

Contração rápida

CORREDOR VELOCISTA
Magro (gordura mínima)

MAIS RÁPIDO, MAIS ALTO, MAIS FORTE

Em 1924, *Citius, Altius, Fortius* (mais rápido, mais alto, mais forte) tornou-se o lema oficial dos Jogos Olímpicos modernos, que começaram em 1896. A frase celebra como, desde sua primeira edição na Grécia antiga, o atletismo e outras habilidades do corpo humano são levados ao limite e recebem reconhecimento global. Os mais de 20 esportes olímpicos são um patamar mundial para as capacidades físicas do corpo. Desde então, os triunfos olímpicos do corpo avançaram em velocidade, altura e força. Mas muitos fatores estão em jogo. Houve progressos na dieta, higiene e saúde em geral, bem como aperfeiçoamento em habilidades, treinamento, supervisão e equipamentos especializados. No final da década de 1930 e início da década de 1940, os Jogos Olímpicos foram interrompidos pela guerra. Nos anos 1950-1960, houve consideráveis suspeitas de abuso de esteroides e de outras drogas. E há saltos quânticos ocasionais nas técnicas esportivas, como o "Fosbury flop", do salto em altura, introduzido na Olimpíada de 1968. Os Jogos Olímpicos continuam sendo o padrão pelo qual medimos o que o corpo, levado ao limite, pode realizar.

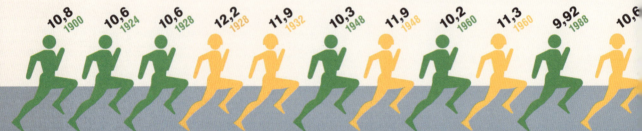

100 METROS RASOS OLÍMPICOS — Somente tempos recordes selecionados (segundos)

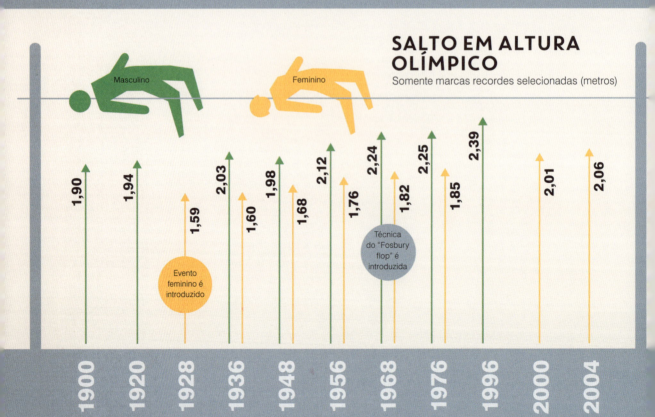

SALTO EM ALTURA OLÍMPICO — Somente marcas recordes selecionadas (metros)

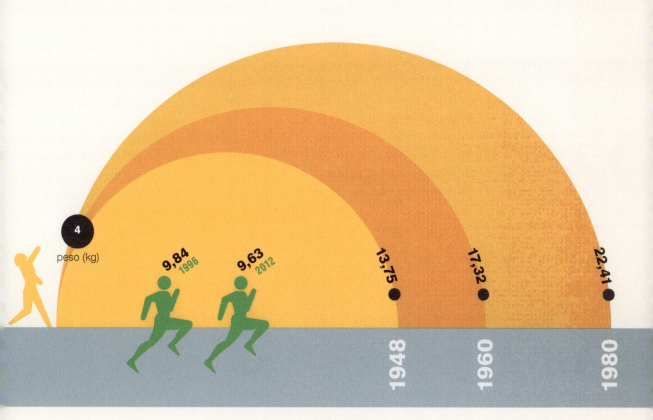
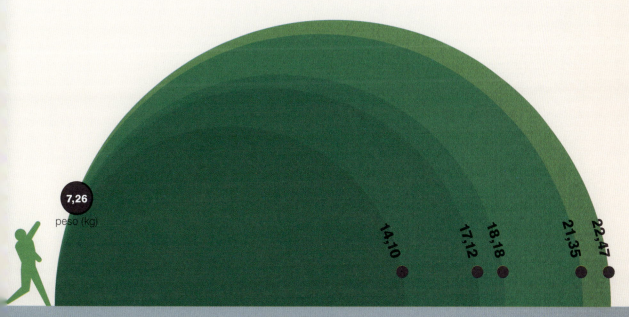

ARREMESSO DE PESO OLÍMPICO
Somente marcas recordes selecionadas (metros)

O CORPO QUÍMICO

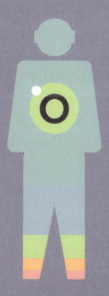

A FÁBRICA QUÍMICA

Tudo é feito de átomos. O corpo humano não é exceção, e não faltam estimativas quanto às proporções das suas várias substâncias químicas puras. Como esses totais são calculados? Uma forma é listar os elementos pela massa (peso) percentual; isso favorece os mais pesados, como o ferro, cujos átomos são quase 56 vezes mais densos do que o hidrogênio, que é um elemento mais leve. Outro método é ordená-los pelo número de átomos; como a água (H_2O) compõe 60% da maioria dos corpos, essa abordagem prioriza seus dois elementos, o hidrogênio e o oxigênio. Assim, o hidrogênio responde por 9%-10% do corpo em massa, mas 65%-70% em número de átomos.

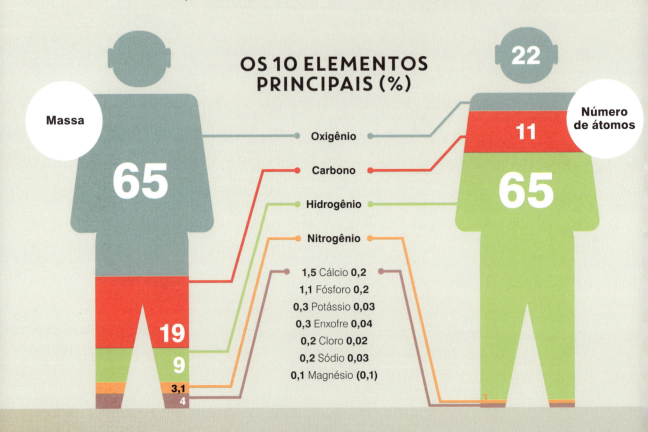

OS 10 ELEMENTOS PRINCIPAIS (%)

Massa / Número de átomos

- Oxigênio: 65 / 22
- Carbono: 19 / 11
- Hidrogênio: 9 / 65
- Nitrogênio: 3,1 / 1
- Cálcio: 1,5 / 0,2
- Fósforo: 1,1 / 0,2
- Potássio: 0,3 / 0,03
- Enxofre: 0,3 / 0,04
- Cloro: 0,2 / 0,02
- Sódio: 0,2 / 0,03
- Magnésio: 0,1 / (0,1)

UM CORPO DE 70 KG DISPÕE DE…

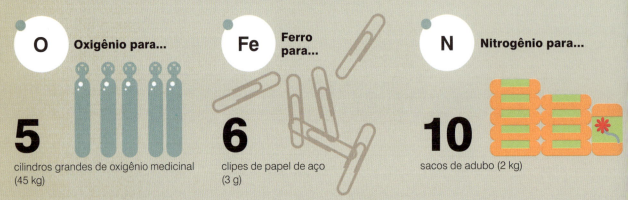

O Oxigênio para… **5** cilindros grandes de oxigênio medicinal (45 kg)

Fe Ferro para… **6** clipes de papel de aço (3 g)

N Nitrogênio para… **10** sacos de adubo (2 kg)

MINERAIS RESIDUAIS COM MENOS DE 0,1%

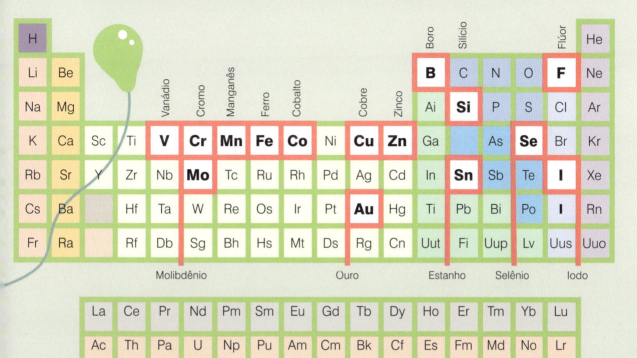

Riqueza mineral?
Todos os elementos de um corpo, extraídos e vendidos em mercados mundiais, renderiam cerca de

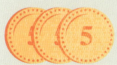 **£3.000** libras esterlinas

Tem ouro nesse corpinho!
Um ser humano contém cerca de 0,2 mg de ouro, o que daria um cubo com 0,2 mm de aresta.

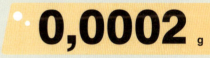 **0,0002** g

H Hidrogênio para...

5.000
bexigas de festa (6 kg)

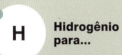

C Carbono para...

10.000
grafites para lápis (13 kg)

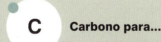

P Fósforo para...

20.000
cabeças de palito de fósforo

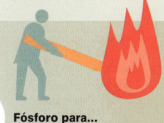

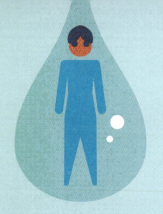

O CORPO ÚMIDO

Os corpos humanos são constituídos sobretudo de água. A proporção média é de dois terços, o que naturalmente varia de acordo com as condições e circunstâncias. Quando um corpo tem mais gordura, por exemplo, a porcentagem total de água é reduzida, isso porque o tecido adiposo contém muito menos água do que outros tecidos, incluindo os ossos. Mesmo assim, o corpo tem muita água, mais de 45 litros em uma pessoa de 70 kg, o suficiente para uma ducha rápida. Com a água de três corpos, você poderia mergulhar em uma banheira de tamanho médio.

Não é possível reter a água do corpo... no corpo. Ela precisa sair para eliminar excretas dissolvidas e potencialmente prejudiciais, sobretudo pela urina. Cerca de três litros diários, em geral, bastam para essa troca. Mas isso aumenta quando está calor, quando se faz muita atividade e também quando se ingere substâncias como o álcool.

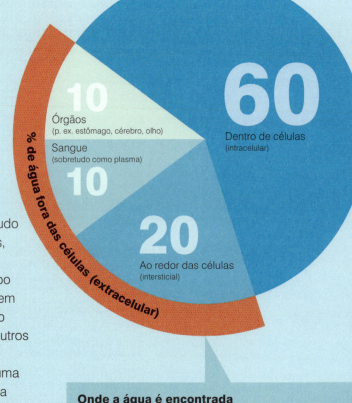

Onde a água é encontrada
Os biólogos falam de compartimentos de água. Não armários ou câmaras arrumadinhas dentro do corpo, e sim totais estimados acumulados de água dentro, entre e ao redor das milhões de células, centenas de tecidos e dezenas de órgãos.

Média de água (por massa) por idade em %

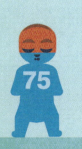
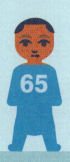
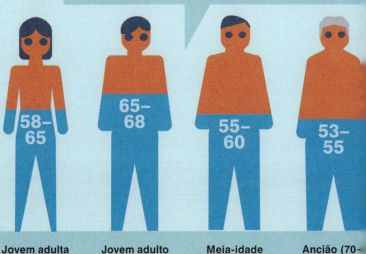

TROCA DIÁRIA DE ÁGUA (mℓs)

2.700

750 COMIDA
300 ÁGUA METABÓLICA[1]
1.650 BEBIDAS

200 FEZES
1.700 URINA
800 PELE, PULMÕES[2]

2.700

Água em órgãos e tecidos
Por massa em %. Inclui seus fluidos internos, p. ex. sangue, urina

Órgão	%
Pulmões	85
Sangue	85
Rins	80
Músculos	75
Cérebro	75
Baço	75
Coração	75
Sistema digestório	70
Fígado	70
Pele	65
Ossos	25
Gordura	10

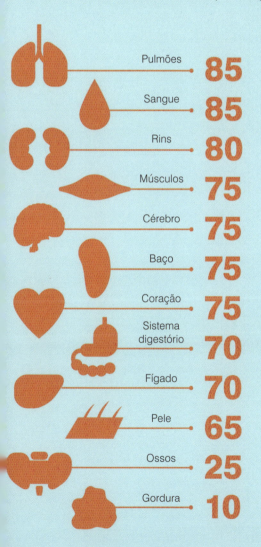

[1] Quando açúcares e carboidratos similares são quebrados para liberar sua energia, um subproduto natural desse processo químico é a água. Isso contribui para o total de água no corpo. $C_6H_{12}O_6 + 6O_2 > 6CO_2 + 6H_2O$ + energia, ou, por extenso, açúcar + oxigênio > dióxido de carbono + água + energia.

[2] Pequenas quantidades de vapor saem da pele em quase todas as condições, o que é conhecido como perspiração "insensível". Além disso, o ar expirado está quase saturado de vapor d'água emanado pelo revestimento úmido dos pulmões e vias respiratórias.

MICRONUTRIENTES

O corpo precisa de muitos nutrientes em quantidades bem menores do que os principais macronutrientes: carboidratos, gorduras, proteínas e fibras. A maior parte dos "micro" são vitaminas e minerais. Vitaminas são substâncias orgânicas necessárias para que o corpo funcione bem. A maioria delas precisa vir pronta na dieta, já que o corpo humano não consegue fabricá-las em quantidades suficientes. Os minerais são substâncias químicas simples, por exemplo, metais como sódio, ferro, cálcio e manganês, e não metais ou halogênios como cloro, flúor e iodo.

QUANTIDADES DIÁRIAS[1] EM MILIGRAMAS[2]

3.000
Sal
Cloro[3]

900
Ovos
Enxofre[4]

200
Batata-doce
Potássio

800
Sementes de abóbora
Fósforo

300
Espinafre
Magnésio

PRINCIPAIS MINERAIS
O corpo precisa desses minerais em quantidades acima de 100 miligramas (0,1 grama) ao dia.

2.000
Sal
Sódio

VITAMINAS

A maioria das vitaminas é necessária em quantidades muito pequenas, poucos milionésimos de grama, em alguns casos.

15 B3 niacina

B5 ácido pantotênico **5**

20 E tocoferol

75–90 C ácido ascórbico

A retinol 0,7–0,9

1,5–1,7 B6 piridoxina

B2 riboflavina 1–1,3

1–1,2 B1 tiamina

Escala relativa de vitaminas em relação aos minerais.

90
18

A quantidade necessária de algumas vitaminas é ainda menor

400–600 µg[5] B9/Bc/M folato, ácido fólico
90–120 µg K filoquinona, menaquinonas
30 µg B7 biotina
10–15 µg D colecalciferol
2–2,5 µg B12 cobalamina

18 Ferro

Flúor **4**

MICROMINERAIS

Esta lista está longe de ser completa, e encheria dezenas de páginas deste livro.

2 Manganês

2 Cobre

Molibdênio

Iodo

15 Zinco

Selênio

Cromo

Leite

1.000 Cálcio

[1] RDI – Referência de Ingestão Diária ou IRD – Ingestão Diária Recomendada; existem muitas categorias semelhantes, como RDA, Porção Diária Adequada, AI, Ingestão Adequada.

[2] mg, miligramas (0,001 g ou um milésimo de grama), salvo especificado.

[3] Como cloreto de sódio (sal de mesa ou comum).

[4] Não existe RDI oficial para o enxofre; as quantidades são baseadas na ingestão saudável padrão.

[5] µg microgramas (0,000001 g ou um milionésimo de grama, 0,001 mg ou um milésimo de miligrama).

MACRONUTRIENTES

Macronutrientes recomendados em gramas para uma ingestão diária de alimentos que forneça 8.700 kJ (quilojoules) ou 2.100 calorias (kcal).

300-310
Carboidratos

90
Glicose e outros açúcares

20–25
Ácidos graxos saturados

0,3 Colesterol

65–70
Gorduras totais

20–25
Fibras

45–55
Proteínas totais

SEUS ÓRGÃOS E A ENERGIA (%)
Principais usuários de energia para um indivíduo moderadamente ativo

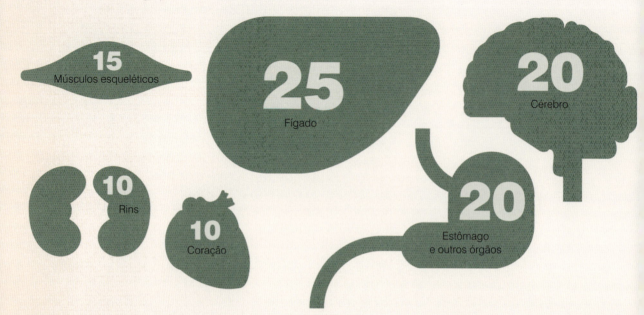

MISTÉRIOS DO METABOLISMO

O termo "metabolismo" é uma generalização usual para simplificar o imenso número de reações químicas, mudanças e processos que acontecem em todas as células do corpo a cada segundo do dia, muitos dos quais são interligados e interdependentes. Estimativas sobre quantas reações químicas individuais acontecem chegam logo aos milhões, depois bilhões, depois ficam incalculáveis. De qualquer forma, o uso de energia do corpo no metabolismo vem sendo estudado intensivamente e contribui para muitas áreas do conhecimento – da fisiologia convencional a dietas esportivas e à criação de provisões de sobrevivência para uso em situações extremas.

CONSUMO DE ENERGIA (%)
Consumo de energia (baseado em fatores como um ambiente relativamente livre de estresse, temperatura corporal ambiente, estômago vazio).

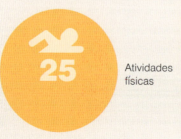
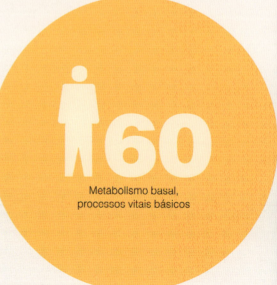

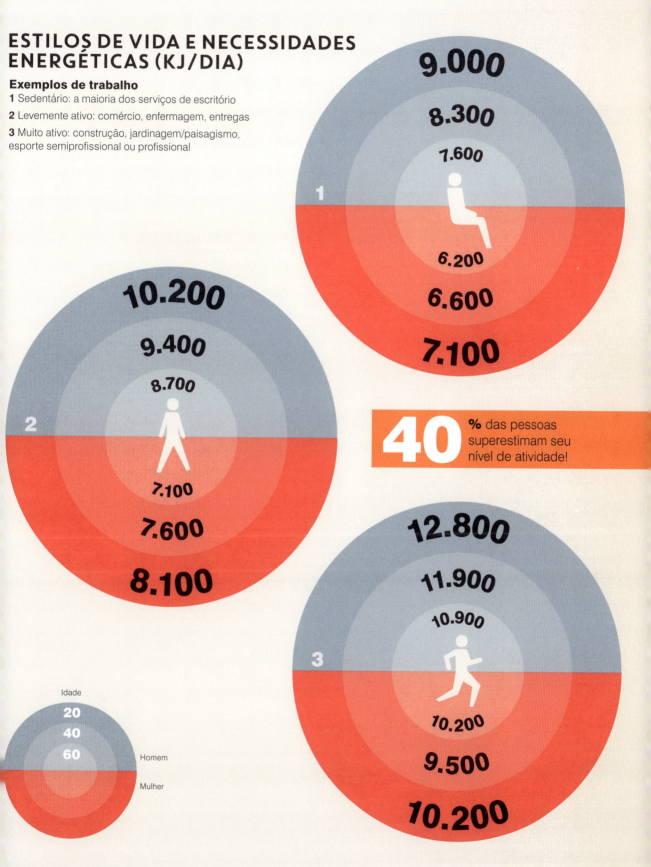

ENTRADA E SAÍDA DE ENERGIA

O corpo é um transformador de energia. Ele absorve energia química sob a forma de trilhões de ligações entre átomos e moléculas encontrados nas comidas e nas bebidas. Por meio da infinidade de processos, o metabolismo converte essa energia em outras formas, como energia cinética do movimento, energia térmica do calor, energia elétrica dos impulsos nervosos e vários outros tipos, como energia sonora da fala.

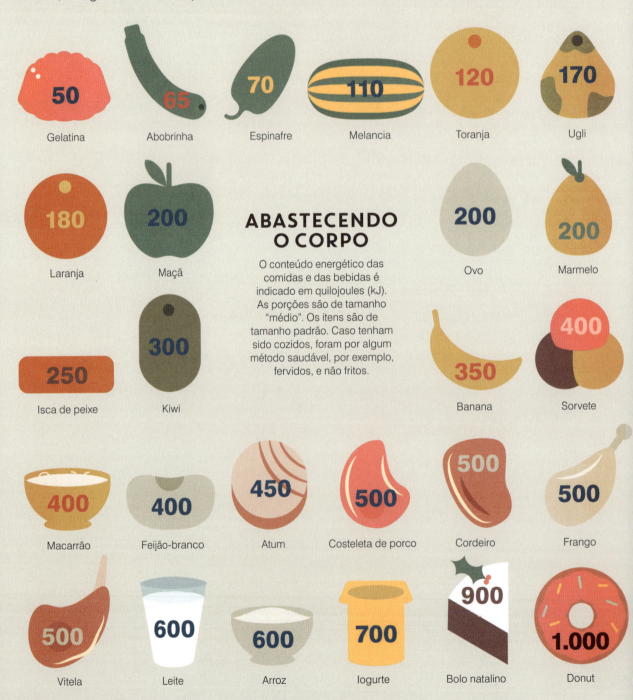

ABASTECENDO O CORPO

O conteúdo energético das comidas e das bebidas é indicado em quilojoules (kJ). As porções são de tamanho "médio". Os itens são de tamanho padrão. Caso tenham sido cozidos, foram por algum método saudável, por exemplo, fervidos, e não fritos.

Com o tempo, o excesso de energia que entra no corpo e não é utilizado acaba virando gordura. E o uso de energia varia dependendo: da massa do corpo – corpos mais pesados precisam de mais; do gênero – é comum mulheres gastarem de 5% a 10% menos que os homens; e da idade – o consumo diminui à medida que a idade avança. Em um corpo padrão, um quilograma de gordura corporal contém energia suficiente para correr de três a quatro maratonas.

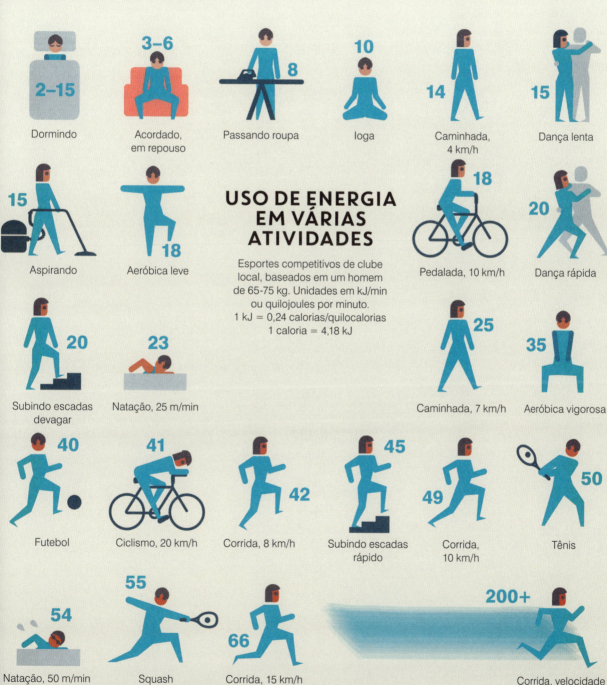

USO DE ENERGIA EM VÁRIAS ATIVIDADES

Esportes competitivos de clube local, baseados em um homem de 65-75 kg. Unidades em kJ/min ou quilojoules por minuto.
1 kJ = 0,24 calorias/quilocalorias
1 caloria = 4,18 kJ

- 2–15 Dormindo
- 3–6 Acordado, em repouso
- 8 Passando roupa
- 10 Ioga
- 14 Caminhada, 4 km/h
- 15 Dança lenta
- 15 Aspirando
- 18 Aeróbica leve
- 18 Pedalada, 10 km/h
- 20 Dança rápida
- 20 Subindo escadas devagar
- 23 Natação, 25 m/min
- 25 Caminhada, 7 km/h
- 35 Aeróbica vigorosa
- 40 Futebol
- 41 Ciclismo, 20 km/h
- 42 Corrida, 8 km/h
- 45 Subindo escadas rápido
- 49 Corrida, 10 km/h
- 50 Tênis
- 54 Natação, 50 m/min
- 55 Squash
- 66 Corrida, 15 km/h
- 200+ Corrida, velocidade máxima

LINHA DE DESMONTAGEM

Exceto o oxigênio respirado, toda e qualquer energia do corpo humano vem da comida e da bebida. É tarefa da digestão absorver essas substâncias por meio da quebra e da mastigação. Cada naco delicioso abocanhado desliza rapidamente goela abaixo e é recebido no estômago por um banho de ácidos e sucos destrutivos poderosos, chamados enzimas. Já no intestino delgado, a comida é desmanchada ainda mais por outras enzimas, chamadas quimo, um líquido pastoso que reduz o alimento em moléculas pequenas o suficiente para serem absorvidas pela mucosa do intestino e levadas para o sangue. Em seguida vem o intestino grosso, cuja tarefa é absorver água, algumas vitaminas e outros subprodutos até o resultado chegar ao reto, pronto para a excreção.

ÁREA DIGESTIVA

A maior parte da absorção de nutrientes acontece no intestino delgado. Isso ocorre devido às características que aumentam sucessivamente sua área interna, comparada à de um simples tubo (as áreas mostradas aqui são em metros quadrados).

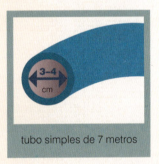
tubo simples de 7 metros
0,6

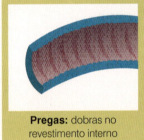
Pregas: dobras no revestimento interno
3

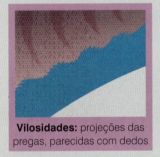
Vilosidades: projeções das pregas, parecidas com dedos
10

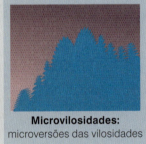
Microvilosidades: microversões das vilosidades
50

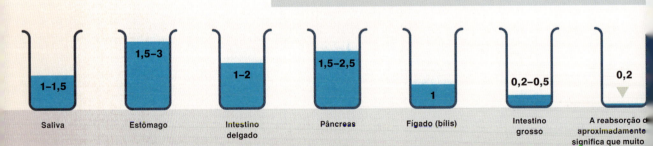

Saliva	Estômago	Intestino delgado	Pâncreas	Fígado (bílis)	Intestino grosso	
1–1,5	1,5–3	1–2	1,5–2,5	1	0,2–0,5	0,2

A reabsorção de aproximadamente significa que muito água é perdida nas

Sucos digestivos produzidos por dia (litros)
A digestão envolve a produção de grandes quantidades de sucos à base de água, seguidos por uma notável reabsorção dessa água no intestino grosso. Isso nos poupa de ter de beber mais de 10 litros diariamente!

[1] Presumindo uma mastigação saudável e completa.
[2] O estômago leva uma ou duas horas a mais para processar comidas gordurosas, em comparação com carboidratos e proteínas.

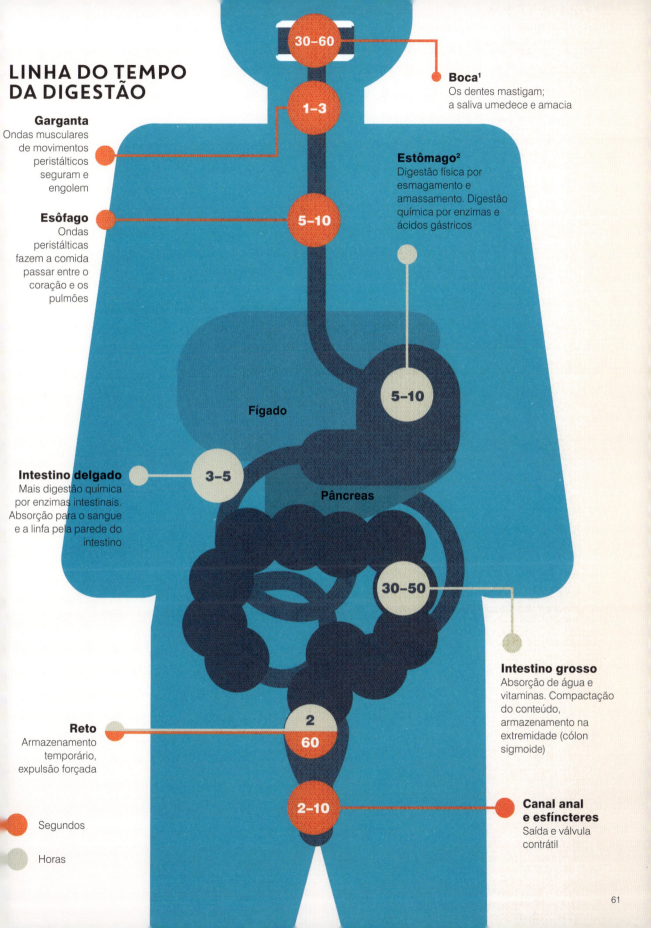

CONTEÚDOS DO SANGUE

Cerca de metade do sangue é água. O resto são as substâncias mais vitais e necessárias para a vida, incluindo o oxigênio dissolvido, açúcares e gorduras ricos em energia, anticorpos para combater doenças e nutrientes, minerais e vitaminas indispensáveis. Ao saber mais sobre os glóbulos vermelhos e brancos, os números e processos logo se tornam extraordinários. Novos glóbulos vermelhos são produzidos em um ritmo de dois a três milhões por segundo; cada uma dessas células contém 280 milhões de moléculas da hemoglobina vermelha, transportadora de oxigênio; uma molécula de hemoglobina tem mais de 7.000 átomos. Isso significa que seis quintilhões de átomos surgem por segundo.

PLAQUETAS
Várias funções na coagulação do sangue
150.000–400.000
por mm³

PLASMA

GLÓBULOS VERMELHOS
Transporte de oxigênio, dióxido de carbono
4–6 milhões
por mm³

GLÓBULOS BRANCOS
Envolvem micróbios invasores; produzem anticorpos; imunidade em geral; atacam parasitas e células tumorais; relacionados com alergias
4.000–11.000
por mm³

1   0,5

53–57

43–46

PRINCIPAIS FRAÇÕES DO SANGUE

"Frações" no sentido de componentes ou proporções relativas. Média em %

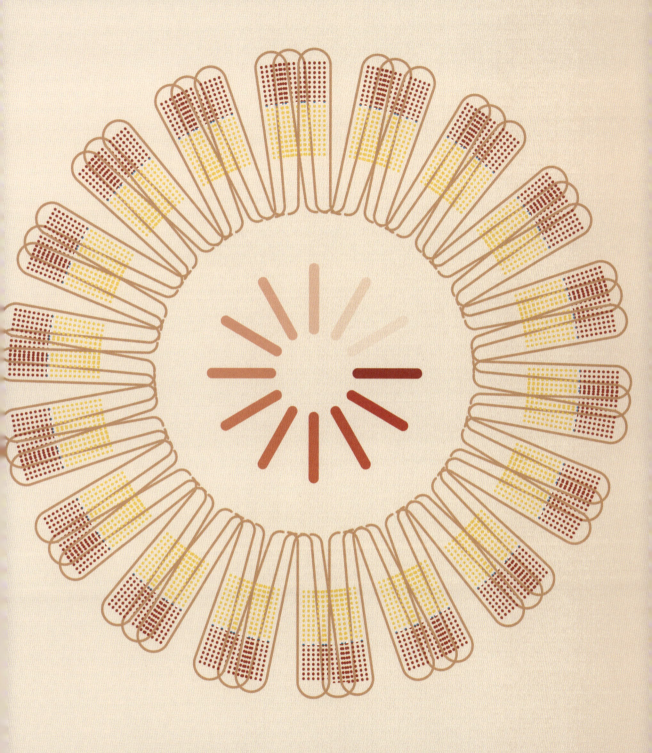

150.000 REVOLUÇÕES POR MINUTO

Os médicos de antigamente examinavam o sangue colocando-o em um tubo de ensaio e deixando a gravidade separar os componentes, ficando os mais pesados no fundo. Hoje, centrífugas velocíssimas giram o sangue a mais de 150.000 revoluções por minuto, 2.500 vezes por segundo, produzindo forças de 2 mg, dois milhões de vezes a mais que a gravidade normal. Isso separa os menores componentes do sangue, incluindo vírus, DNA e proteínas. Esperar a gravidade da Terra fazer isso levaria mais do que a idade estimada do universo.

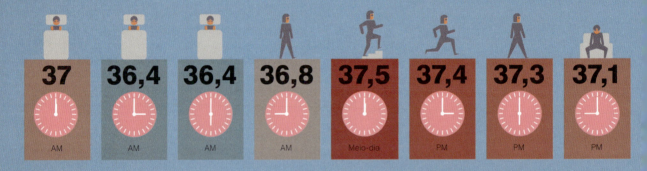

Abaixo de 35,0	36,5-37,5	Acima de 37,5-38,31[1]
Hipotermia	Temperatura normal do corpo	Hipertermia

A QUÍMICA DA SOBREVIVÊNCIA

A temperatura é um fator crítico para a velocidade das reações químicas. A imensa gama de atividades bioquímicas do corpo – seu metabolismo – é delicadamente ajustada para acontecer em uma faixa muito estreita de temperatura. Ela geralmente está entre 36,5 e 37,5 °C, com uma variação comum de até 1 °C em cada período de 24 horas. Fora dessa faixa, as enzimas que controlam a maior parte das ações começam a perder seus efeitos, fazendo um caminho metabólico perturbado interromper outro caminho, com resultados rapidamente destrutivos.

VARIAÇÃO DIÁRIA DE TEMPERATURA (°C)

Para uma rotina diurna típica, a temperatura interna do corpo normalmente aumenta e diminui a cada 24 horas em um biorritmo natural. Somando-se a isso, a temperatura interna também chega a variar até 0,5 °C, dependendo do ambiente e do nível de atividade do corpo.

NA ÁGUA FRIA

Dependendo da velocidade em que a água flui, ela retira calor do corpo 25 vezes mais rápido do que o ar. Este é aproximadamente o tempo de um nadador adulto com desempenho médio, usando calça e camisa comuns e um colete salva-vidas.

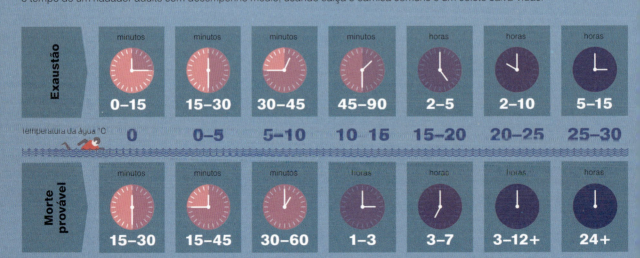

[1] Depende da variação normal da temperatura corporal durante o dia e a noite (ver acima).

PROGRESSÃO DA HIPOTERMIA

A hipotermia profunda pode levar a dois comportamentos estranhos:

LEVE
32–35 °C

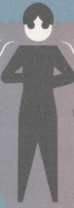

Palidez, sensação de frio, cansaço, fome, talvez náuseas, calafrios, problemas nos movimentos, lentidão, falta de coordenação

Ritmos respiratório e cardíaco diminuem

Fala arrastada, sensação de desorientação ou confusão

MODERADA
28–32 °C

GRAVE
Abaixo de **28 °C**

Nervos motores fazem os vasos sanguíneos se expandirem (vasodilatação)

A pele e os sensores periféricos de temperatura registram excesso de calor devido ao sangue quente desviado do centro do corpo

O cérebro recebe sensações de que o corpo está quente demais

PERDA DE CONSCIÊNCIA

ENCOLHIMENTO TERMINAL
Se arrasta ou sobe para algum espaço fechado. Possivelmente isso está ligado a um instinto primitivo de hibernação

O cérebro registra sensações de vulnerabilidade devido à nudez

DESPIMENTO PARADOXAL
Tira a roupa

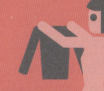

O CORPO GENÉTICO

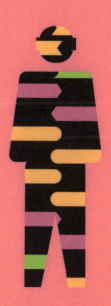

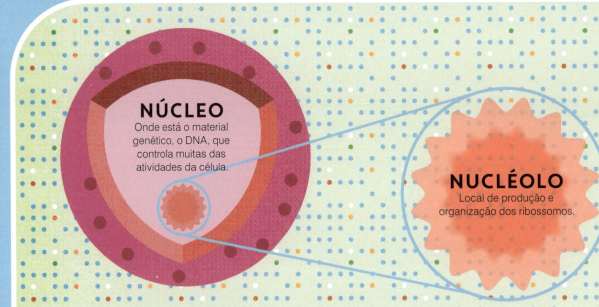

NÚCLEO
Onde está o material genético, o DNA, que controla muitas das atividades da célula.

NUCLÉOLO
Local de produção e organização dos ribossomos.

DENTRO DE UMA CÉLULA

Uma célula padrão do corpo parece uma bolha indefinida com cerca de 20 μm de diâmetro, o que significa que 50 delas, enfileiradas, mediriam um milímetro. Mas há um problema: o corpo não tem uma célula padrão. Talvez a mais próxima disso seja o hepatócito, ou célula do fígado, que tem funções bem "generalistas", como mostrada mais adiante. A maioria das outras células tem formas e conteúdos muito específicos, detalhados nas páginas seguintes. Assim como o corpo possui muitos órgãos, uma célula contém organelas. Geralmente, a maior é o núcleo, ou centro de controle, que abriga o material genético, o DNA. As outras organelas principais, com suas funções importantes, também são mostradas aqui.

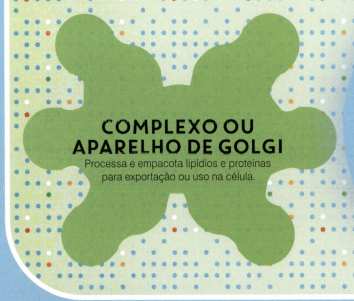

COMPLEXO OU APARELHO DE GOLGI
Processa e empacota lipídios e proteínas para exportação ou uso na célula.

QUANTAS SÃO?

Estimativas do número de células no corpo **vão de alguns bilhões a 200.000 trilhões (200.000.000.000.000.000)**.

Estimativas a partir do volume de uma célula dão **15 trilhões**, e a partir do peso, **70 trilhões**.

Um cálculo recente leva em conta os tamanhos das células, seu número e como elas se acumulam em diferentes tecidos. Essa estimativa dá **37 trilhões de células (37.000.000.000.000)**.

Contá-las uma por segundo levaria pouco mais de **um milhão de anos**.

68

QUANTO PESAM?

O peso médio de uma célula é 1 nanograma

Que é um bilionésimo de grama ou...

0,000000001
grama

MEMBRANA CELULAR
Controla o que entra e o que sai da célula e protege seu interior.

CITOPLASMA
Onde se encontra o citoesqueleto, que organiza, fornece estrutura interna e dá forma à célula; contém substâncias dissolvidas.

MITOCÔNDRIA
Quebra substâncias altamente energéticas, açúcares, por exemplo, para fornecer energia à célula.

LISOSSOMO
Área de quebra e reciclagem de substâncias velhas e indesejadas.

RETÍCULO ENDOPLASMÁTICO
Síntese de lipídios, processamento de proteínas, armazenamento de enzimas, desintoxicação.

QUAL O TAMANHO?

O tamanho, ou volume médio, de uma célula humana ou de outros mamíferos é de

0,000004
milímetros cúbicos

Que equivalem a 4 bilionésimos de centímetro cúbico.

RIBOSSOMO
Síntese de proteínas, une as subunidades de aminoácidos para formar moléculas maiores e proteínas (ver pág. 76).

69

FESTIVAL DE CÉLULAS

Existem muito mais que 200 tipos de células no corpo. Cada uma tem seu próprio formato e contém um conjunto de partes e organelas que desempenham funções específicas. Por exemplo, uma célula nervosa, ou neurônio, tem projeções longas e sinuosas – o axônio (fibra) e dendrites – para se comunicar com suas colegas. As células musculares são cheias de mitocôndrias, já que precisam de energia em abundância, enquanto os glóbulos vermelhos são pouco mais do que sacos de hemoglobina, a substância que transporta o oxigênio. Os exemplos abaixo enumeram algumas das características peculiares das células.

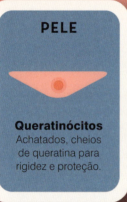

PELE

Queratinócitos
Achatados, cheios de queratina para rigidez e proteção.

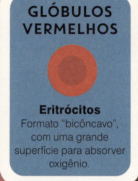

GLÓBULOS VERMELHOS

Eritrócitos
Formato "bicôncavo", com uma grande superfície para absorver oxigênio.

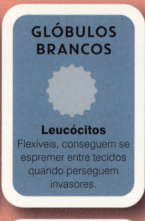

GLÓBULOS BRANCOS

Leucócitos
Flexíveis, conseguem se espremer entre tecidos quando perseguem invasores.

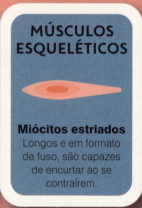

MÚSCULOS ESQUELÉTICOS

Miócitos estriados
Longos e em formato de fuso, são capazes de encurtar ao se contraírem.

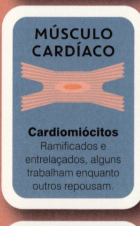

MÚSCULO CARDÍACO

Cardiomiócitos
Ramificados e entrelaçados, alguns trabalham enquanto outros repousam.

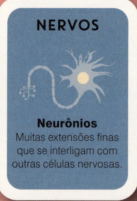

NERVOS

Neurônios
Muitas extensões finas que se interligam com outras células nervosas.

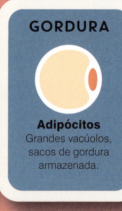

GORDURA

Adipócitos
Grandes vacúolos, sacos de gordura armazenada.

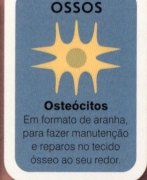

OSSOS

Osteócitos
Em formato de aranha, para fazer manutenção e reparos no tecido ósseo ao seu redor.

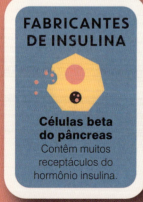

FABRICANTES DE INSULINA

Células beta do pâncreas
Contêm muitos receptáculos do hormônio insulina.

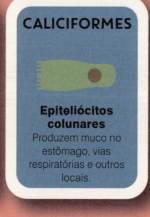

CALICIFORMES

Epiteliócitos colunares
Produzem muco no estômago, vias respiratórias e outros locais.

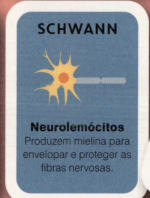

SCHWANN

Neurolemócitos
Produzem mielina para envelopar e proteger as fibras nervosas.

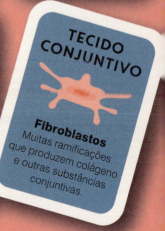

TECIDO CONJUNTIVO

Fibroblastos
Muitas ramificações que produzem colágeno e outras substâncias conjuntivas.

Estima-se que bactérias e outros micróbios que vivem dentro do corpo e na pele, a maioria deles "benigna", são **10 vezes** mais numerosos do que todas as células do corpo, ou seja, totalizam cerca de **400 trilhões**, **2.000** vezes mais do que o número de estrelas na nossa galáxia, a Via Láctea.

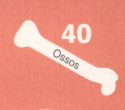

40
Ossos

2
Coração

60
Pele

50
Depósitos de gordura

BILHÕES DE CÉLULAS...

240
Fígado

500
Digestório

2.000
Cérebro

NO MEIO DO DNA

Dentro do núcleo, ou centro de controle, de uma célula humana residem 46 pedaços de DNA, ou, para dar seu nome completo, ácido desoxirribonucleico. Cada parte do DNA, mais suas substâncias proteicas associadas, chamadas histonas, é conhecida como cromossomo. Esses cromossomos aparecem em 23 pares, nos quais cada membro é uma cópia aproximada do seu par. Esses pedaços de DNA carregam, sob a forma de um código químico, os genes, instruindo como o corpo e todas as suas partes se desenvolvem, funcionam, se mantêm e se reparam.

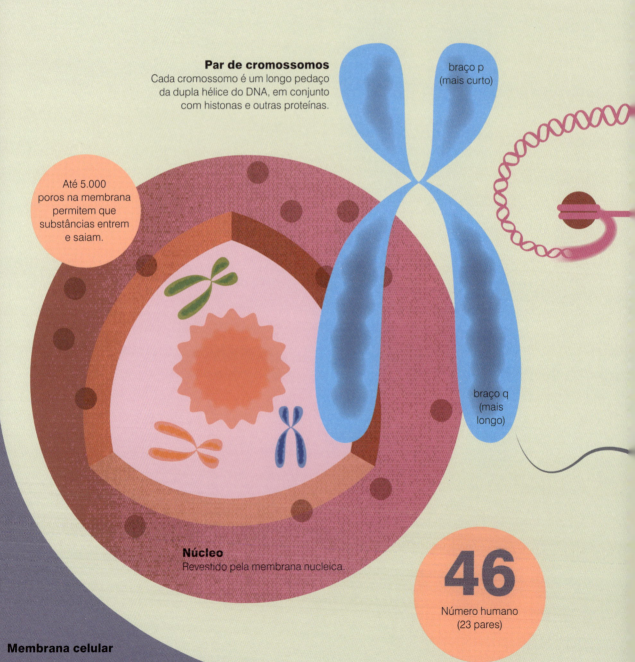

Par de cromossomos
Cada cromossomo é um longo pedaço da dupla hélice do DNA, em conjunto com histonas e outras proteínas.

braço p (mais curto)

braço q (mais longo)

Até 5.000 poros na membrana permitem que substâncias entrem e saiam.

Núcleo
Revestido pela membrana nucleica.

46
Número humano (23 pares)

Membrana celular

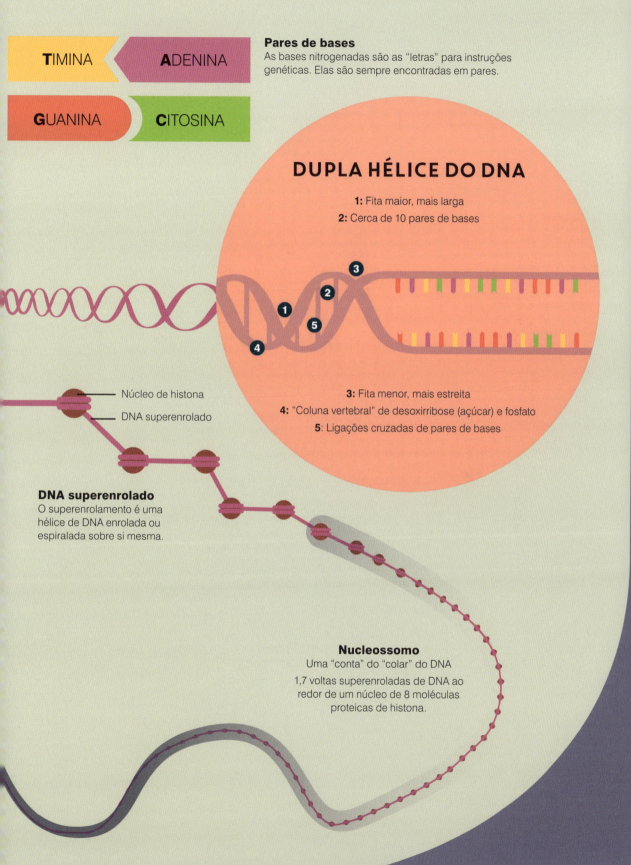

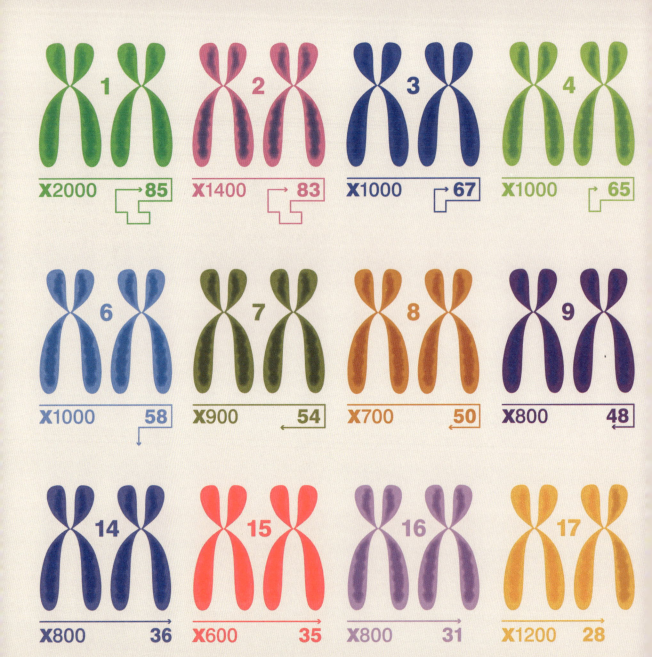

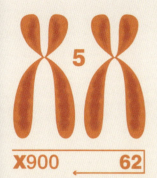

CARIÓTIPO

É a aparência de todos os cromossomos em um determinado organismo, em geral, enfileirados. No cariótipo humano há...

22 pares
de cromossomos idênticos, numerados aproximadamente por ordem decrescente de tamanho.

O 23º par é dessemelhante e conhecido como cromossomos **X** e **Y**.

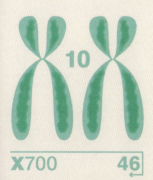
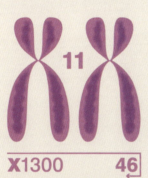
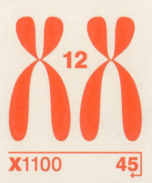
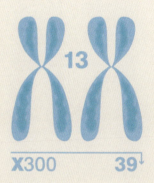

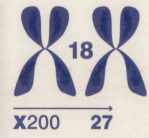
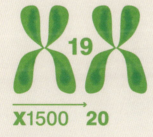
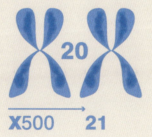
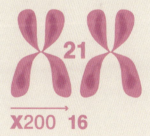

O GENOMA

O conjunto completo de instruções genéticas para o corpo é conhecido como genoma humano. Ele é transportado no núcleo celular por 46 pedaços de dupla hélice de DNA, cada uma imensamente longa, em termos moleculares, mas fina demais para ser visto em um microscópio óptico. No entanto, quando as células se preparam para se dividir, cada pedaço sinuoso de DNA se enrola em superespirais e supersuperespirais. Finalmente, ele assume um formato parecido com um X, mais curto, mais grosso e condensado, que, com uma tinta (corante) adequada, é visível ao microscópio. Esses itens se tornaram conhecidos como cromossomos, "corpos coloridos" – um termo que se aplica tanto quando estão condensados em forma de X, prontos para a divisão celular (nos pares mostrados aqui), quanto em seu estado espalhado e sinuoso, ao dar instruções.

COMO FUNCIONAM OS GENES

Genes são comandos para o desenvolvimento e funcionamento do corpo. Mas o que eles realmente fazem? Como um diagrama ou um manual de instruções, um gene é um pedaço de DNA que contém informações, como um código químico, para construir uma parte do corpo. Essa parte, geralmente, é de escala molecular. Partes da constituição de muitos genes são proteínas, como a actina e a miosina, que fazem os músculos funcionarem; colágeno e queratina, que fortalecem a pele; amilase, lipase e enzimas digestivas; e centenas de outras. Alguns genes comandam a construção de diferentes tipos de RNA, ácidos ribonucleicos, que estão bastante envolvidos na organização e no gerenciamento das atividades celulares, incluindo o controle de seus genes.

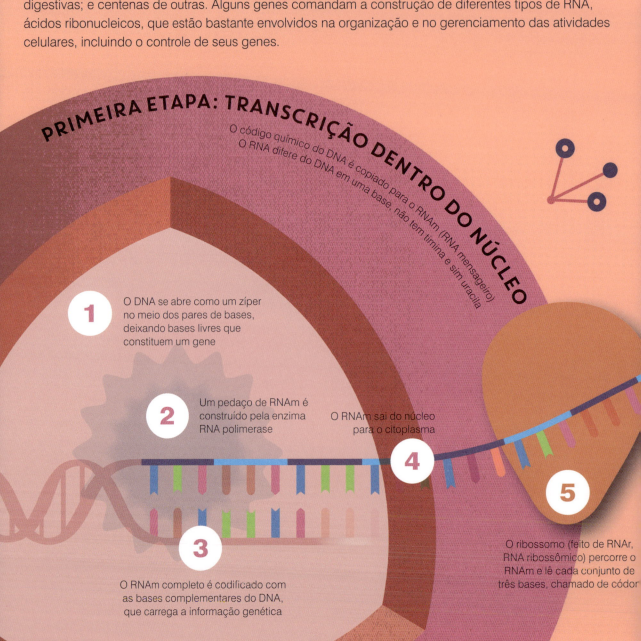

PRIMEIRA ETAPA: TRANSCRIÇÃO DENTRO DO NÚCLEO

O código químico do DNA é copiado para o RNAm (RNA mensageiro). O RNA difere do DNA em uma base, não tem timina e sim uracila

1. O DNA se abre como um zíper no meio dos pares de bases, deixando bases livres que constituem um gene

2. Um pedaço de RNAm é construído pela enzima RNA polimerase

3. O RNAm completo é codificado com as bases complementares do DNA, que carrega a informação genética

4. O RNAm sai do núcleo para o citoplasma

5. O ribossomo (feito de RNAr, RNA ribossômico) percorre o RNAm e lê cada conjunto de três bases, chamado de códor

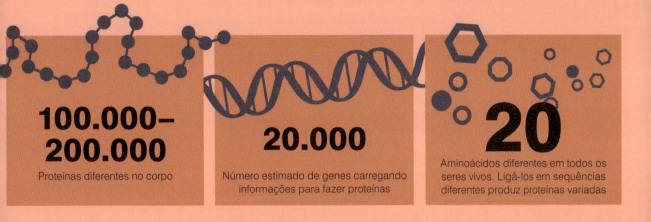

100.000–200.000
Proteínas diferentes no corpo

20.000
Número estimado de genes carregando informações para fazer proteínas

20
Aminoácidos diferentes em todos os seres vivos. Ligá-los em sequências diferentes produz proteínas variadas

SEGUNDA ETAPA: TRADUÇÃO NO CITOPLASMA

A informação codificada no RNAm é usada para a síntese de proteínas, feita por um ribossomo e alguns RNAts (RNAs de transferência)

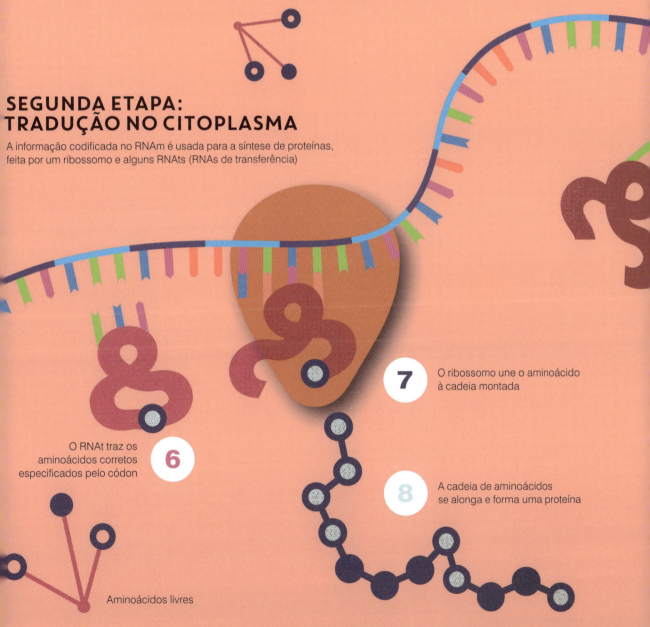

6 O RNAt traz os aminoácidos corretos especificados pelo códon

Aminoácidos livres

7 O ribossomo une o aminoácido à cadeia montada

8 A cadeia de aminoácidos se alonga e forma uma proteína

COMO OS GENES SE ESPECIALIZAM

Cada célula tem um conjunto repleto de genes. Então como diferentes células assumem suas várias aparências e funções? Resposta: nem todos os genes estão ativos ou "ligados". Em geral, genes essenciais de "manutenção" trabalham em funções básicas, como construir organelas e gerenciar energia e excretas. Mas a maioria dos outros genes está "desligada" ou suprimida – exceto aqueles com uma função específica para a célula. Por exemplo, um glóbulo vermelho tem seus genes de "manutenção" funcionando, e também aqueles necessários para fazer a hemoglobina, que transporta oxigênio, enquanto a maioria dos outros está suprimida.

ETAPA 1: A INFORMAÇÃO GENÉTICA

Cromossomo 11
Gene da cadeia beta da hemoglobina, HBB.
Localização 11p15,5 (cromossomo 11, braço curto ou p, posição 15,5).

Cromossomo 16
Gene da cadeia alfa 1 da hemoglobina, HBA1.
Gene da cadeia alfa 2 da hemoglobina, HBA2.
Localização 16p13,3 (cromossomo 16, braço curto ou p, posição 13,3).

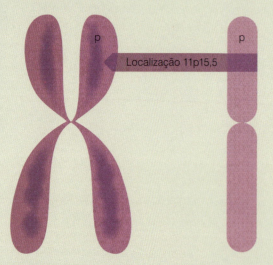
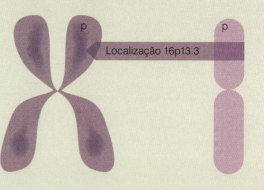

Produção da cadeia de beta globina.

ETAPA 2: CONSTRUINDO AS CADEIAS DA PROTEÍNA

RNAm montado usando HBB como molde

O RNAm é "lido" pelo ribossomo, que junta os "tijolos" de aminoácidos.

Cromossomo 11

DNA aberto para expor o gene HBB.

ETAPA 3: MONTANDO A MOLÉCULA DE HEMOGLOBINA

Estrutura primária
Sequência de 146 aminoácidos para uma cadeia de beta globina.

Estrutura secundária
A sequência faz dobras e curvas devido aos ângulos das ligações entre aminoácidos, formando uma hélice alfa.

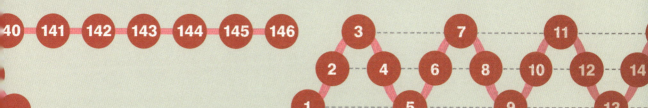

Estrutura terciária
Uma cadeia longa de aminoácidos (polipeptídeo) com dobras, voltas e camadas para dar forma tridimensional completa à beta globina.

Estrutura quaternária
Alfa, beta e outras cadeias são montadas para produzir a proteína hemoglobina completa e plenamente funcional.

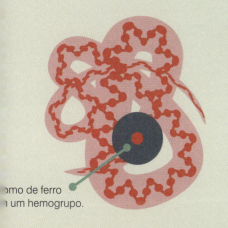

átomo de ferro em um hemogrupo.

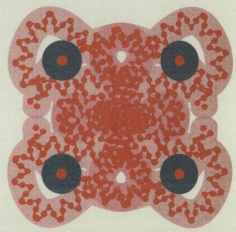

HEMOGLOBINA NUM GLÓBULO VERMELHO:

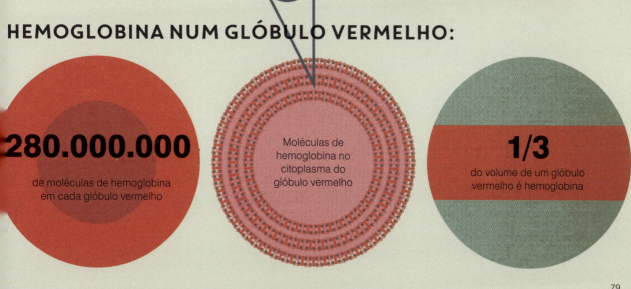

280.000.000 de moléculas de hemoglobina em cada glóbulo vermelho

Moléculas de hemoglobina no citoplasma do glóbulo vermelho

1/3 do volume de um glóbulo vermelho é hemoglobina

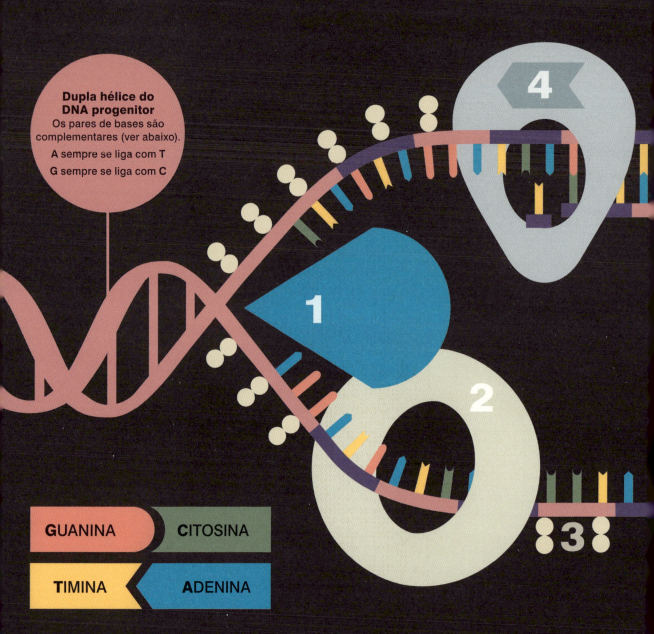

Dupla hélice do DNA progenitor
Os pares de bases são complementares (ver abaixo).
A sempre se liga com T
G sempre se liga com C

GUANINA — CITOSINA
TIMINA — ADENINA

DUPLICANDO O DNA

Nenhuma célula vive para sempre. Elas se dividem para produzir novas células, como é mostrado na página seguinte. A chave para isso é copiar ou replicar os genes, que são cromossomos formados por partes do DNA, ácido desoxirribonucleico. Isso permite que cada nova célula receba um conjunto completo de genes e continue o trabalho de sua progenitora. A replicação do DNA sustenta quase todos os processos e acontecimentos no corpo, a começar pelo seu assombroso desenvolvimento, que vai de seu primeiro conjunto de DNA em sua primeira célula única, o óvulo fertilizado, até a divisão celular diária para repor células desgastadas na pele, no sangue e em outros órgãos.

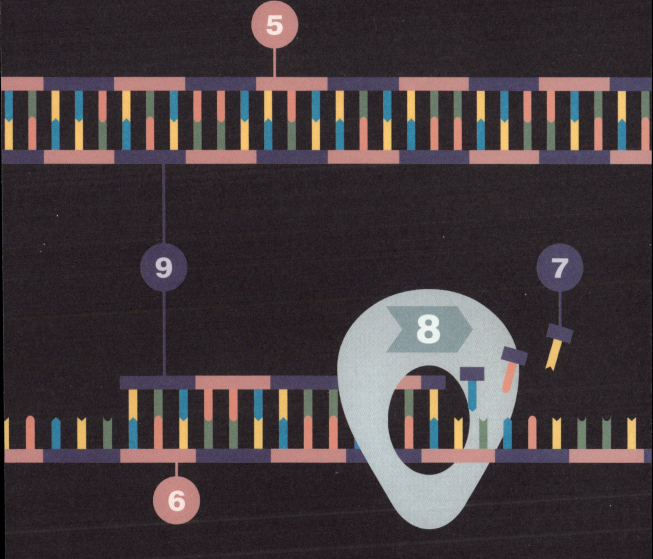

1: Helicase
Enzima para desenrolar e separar, ou "abrir o zíper", das duas fitas preexistentes ou progenitoras de DNA nas ligações entre as bases.

2: Primase e primer de RNA
A enzima primase faz o primer de RNA, o ponto de partida para fazer a nova fita complementar do DNA.

3: Proteínas de ligação
Protegem as bases expostas para impedir que se religuem, destaquem ou degenerem.

4: DNA polimerase
Enzima que "lê" as bases existentes e "grampeia" novas bases, açúcares e fosfatos, unindo-os para formar a nova fita complementar.

5: Fita líder
Fita preexistente de DNA ao longo da qual a DNA polimerase se move continuamente para formar uma nova fita, cada vez mais longa.

6: Fita tardia
A DNA polimerase só trabalha em uma direção ao longo da "coluna vertebral" do DNA, por isso ela "volta", passo a

7: Fragmentos de Okazaki
Partes curtas de DNA novo na fita tardia do DNA, que serão unidas pela DNA ligase.

8: DNA polimerase e DNA ligase
"Costuram" fragmentos de Okazaki para formar uma nova fita longa complementar à fita tardia preexistente.

9: DNA reproduzido
Duas duplas hélices idênticas, cada uma com uma fita do DNA progenitor e uma nova fita complementar de DNA.

COMO AS CÉLULAS SE DIVIDEM

As células não surgem a partir de uma matéria sem vida. (Exceto, como os biólogos teorizam, há mais de 3 bilhões de anos, quando evoluíram pela primeira vez.) Em vez disso, cada célula vem de uma célula preexistente pelo processo de divisão celular – também conhecido, paradoxalmente, como multiplicação celular. Isso quase sempre produz duas células a partir de uma, quando a célula original ou progenitora faz surgir duas células filhas ou irmãs. A chave para essa divisão é a partição do núcleo, conhecida como mitose. Antes disso, todo o material genético, o DNA, é duplicado, para que cada célula filha receba um conjunto completo. (A divisão para fazer as células sexuais, óvulos e espermatozoides é um pouco diferente – ver página 180.)

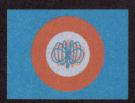

INTERFASE
O DNA dos cromossomos se alonga e se desenrola, os genes são ativados. Também o DNA se duplica.

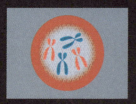

PRÓFASE
O DNA de cada cromossomo se enrola e se "condensa" para ficar visível. A membrana nuclear se desintegra. O eixo se forma a partir dos centrossomos e microtúbulos.

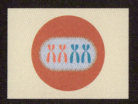

METÁFASE
Os microtúbulos se prendem aos cromossomos. Os cromossomos se alinham no centro, ou equador, da célula.

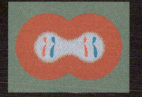

ANÁFASE
Pares de cromossomos duplicados se separam, puxados por microtúbulos para extremidades opostas da célula.

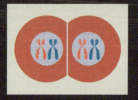

TELÓFASE
Os cromossomos chegam às suas posições em cada uma das células irmãs. A membrana nuclear volta a se formar em cada célula irmã.

80

10

4

1

3–7

DIVISÃO CELULAR
Os números mostram a % média de cada fase na vida de uma célula.

CITOCINESE
Divisão de toda a célula progenitora em duas células irmãs. A duração varia, mas pode começar no início da mitose. Um anel contrátil no meio aperta a célula, formando um sulco profundo. Duas células irmãs finalmente se tornam unidades independentes.

A VIDA DAS CÉLULAS

Cada célula dos mais de 200 tipos encontrados no corpo tem seu próprio tempo programado de existência, antes de ser substituída por outras iguais, produzidas pelas células-tronco daquele tecido, as quais se multiplicam rapidamente. Em geral, uma substituição mais rápida ocorre quando há grandes desgastes físicos ou exposição a substâncias químicas. No interior do cérebro estão as sobreviventes mais duradouras – os neurônios, que criam pensamentos, sentimentos e lembranças. Para dar uma ideia simplificada de sua quantidade prodigiosa, se as células produzidas em um segundo pelo corpo fossem dispostas lado a lado, elas se estenderiam por mais de um quilômetro.

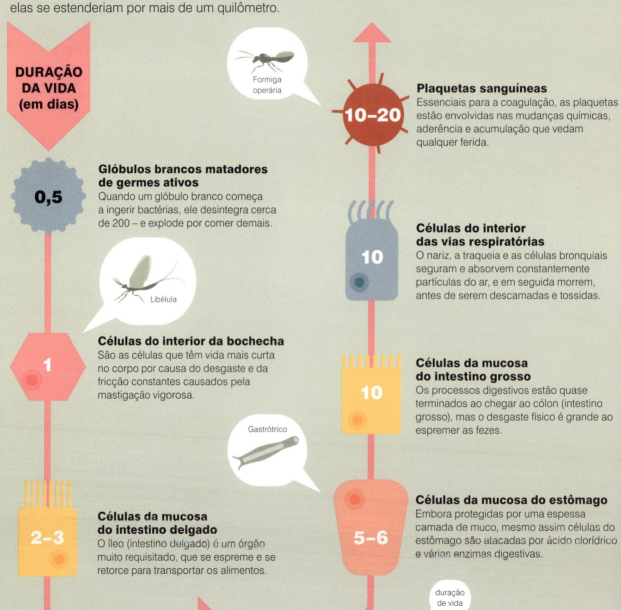

DURAÇÃO DA VIDA (em dias)

0,5 — Glóbulos brancos matadores de germes ativos
Quando um glóbulo branco começa a ingerir bactérias, ele desintegra cerca de 200 – e explode por comer demais.

1 — Células do interior da bochecha
São as células que têm vida mais curta no corpo por causa do desgaste e da fricção constantes causados pela mastigação vigorosa.

2–3 — Células da mucosa do intestino delgado
O íleo (intestino delgado) é um órgão muito requisitado, que se espreme e se retorce para transportar os alimentos.

10–20 — Plaquetas sanguíneas
Essenciais para a coagulação, as plaquetas estão envolvidas nas mudanças químicas, aderência e acumulação que vedam qualquer ferida.

10 — Células do interior das vias respiratórias
O nariz, a traqueia e as células bronquiais seguram e absorvem constantemente partículas do ar, e em seguida morrem, antes de serem descamadas e tossidas.

10 — Células da mucosa do intestino grosso
Os processos digestivos estão quase terminados ao chegar ao cólon (intestino grosso), mas o desgaste físico é grande ao espremer as fezes.

5–6 — Células da mucosa do estômago
Embora protegidas por uma espessa camada de muco, mesmo assim células do estômago são atacadas por ácido clorídrico e várias enzimas digestivas.

Formiga operária

Libélula

Gastrótrico

duração de vida

Células retinais do olho
A vida média das células fotossensíveis ou fotorreceptoras, cones e bastonetes, leva a uma troca lenta e constante do delicado revestimento interno do olho.

10-20

30.000
(80 anos)

Neurônios cerebrais
Sua arquitetura bem complexa, com milhares de sinapses (conexões), faz os neurônios cerebrais durarem quase a vida toda.

Células epidérmicas (camada externa da pele)
O desgaste físico, a fricção e os pequenos ferimentos causam a substituição total da camada externa da pele, a epiderme, ao menos uma vez por mês.

20-30

22.000
(60 anos)

Células da memória imunológica
Após uma infecção, algumas células de memória T e B circulam por anos, até décadas, prontas para entrar em ação e lutar contra a mesma doença novamente.

Elefante africano

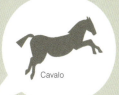
Cavalo

Glóbulos vermelhos
A medula óssea produz mais de dois milhões deles por segundo, à medida que os minerais de mesmo número são reciclados, especialmente pelo baço e fígado.

120

10.000
(25 anos)

Células de manutenção dos ossos
Os osteócitos têm formas complexas, como aranhas tridimensionais com mais de 100 "pernas". Elas mantêm os ossos renovados e abastecidos de minerais.

Células do fígado
Conhecidas como hepatócitos, as células do fígado são multitarefa, gerenciando todo tipo de minerais e nutrientes, bem como armazenando vitaminas.

150

5.500
(15 anos)

Células dos músculos esqueléticos
As células musculares, ou miócitos, são grandes "multicélulas" formadas por muitas células menores fundidas em unidades com diâmetro de até um milímetro.

Rato

Células pancreáticas
Algumas células pancreáticas produzem os hormônios insulina e glicogênio, outras produzem enzimas digestivas para o intestino delgado.

350
(1 ano)

500
(16 meses)

Células do interior dos pulmões
Os minúsculos sacos de ar, os alvéolos, acumulam poeira e outros detritos lentamente, e por isso são substituídos a cada um ou dois anos.

COMO OS GENES INTERAGEM

O genoma humano tem 46 cromossomos, ou pedaços de DNA, como 23 pares. Isto é, existem dois cromossomos 1, dois 2, e assim por diante. Isso significa duas cópias idênticas de cada gene, uma em cada cromossomo do par? Como na maior parte da genética, as respostas são sim, não e talvez. Em algumas pessoas, as duas versões, ou alelos, de um determinado gene são idênticas. Em outras, os dois alelos são diferentes. Um é mais forte ou dominante, e domina seu par mais fraco ou recessivo. Um exemplo disso é o gene do grupo sanguíneo Rhesus, RH. Ele tem alelos para ser Rhesus positivo, RH+, ou Rhesus negativo, RH–. Ah, e muito, muito mais (ver ao lado).

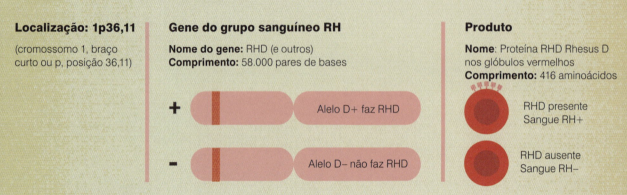

Localização: 1p36,11
(cromossomo 1, braço curto ou p, posição 36,11)

Gene do grupo sanguíneo RH
Nome do gene: RHD (e outros)
Comprimento: 58.000 pares de bases

Produto
Nome: Proteína RHD Rhesus D nos glóbulos vermelhos
Comprimento: 416 aminoácidos

As três possibilidades

As três combinações possíveis de genes RHD dependem dos alelos nos dois cromossomos 1. Um deles vem da mãe e o outro, do pai. D+ é mais forte ou mais dominante, D– é mais fraco ou recessivo.

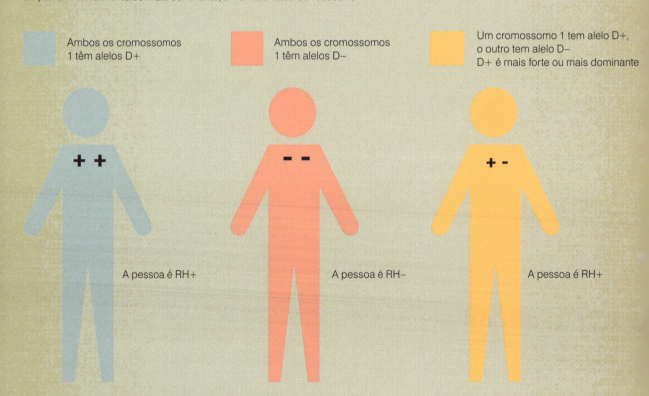

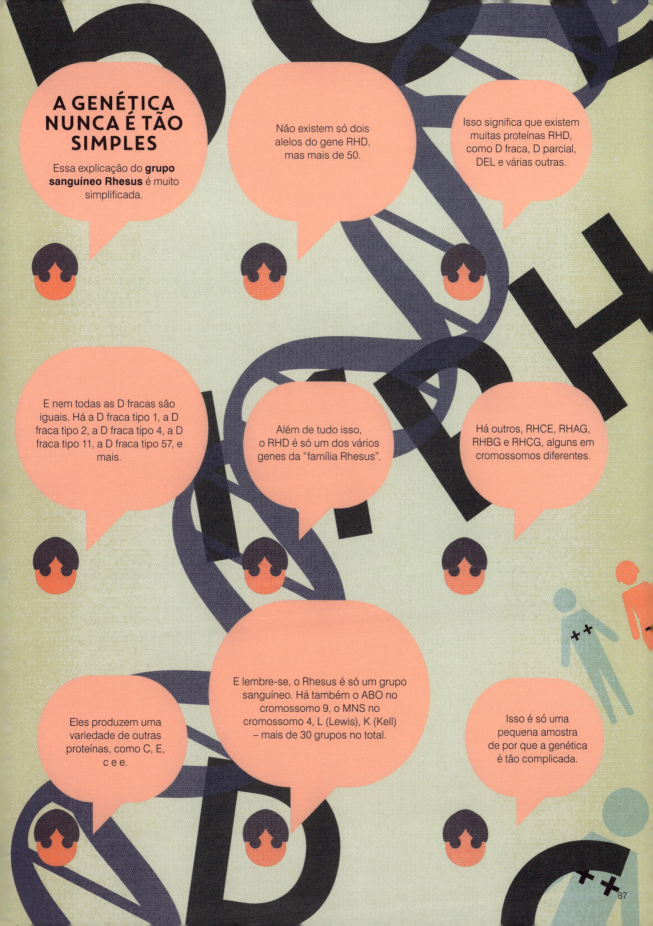

HERDANDO GENES

Os genes são herdados diretamente de nossos pais. Como mencionado, cada célula do corpo tem dois conjuntos completos de genes, como os pares de cromossomos 1 a 23. Eles são réplicas de réplicas de réplicas copiadas muitas vezes, via divisão celular, dos primeiros dois conjuntos originais de cromossomos. Um desses conjuntos originais estava no óvulo da mãe, e o outro, no espermatozoide do pai (ver páginas 182 e 183). Veja como combinações diferentes de versões ou alelos diferentes de um gene produzem resultados diferentes – mas antes sorria!

COVINHAS

Esses furinhos ou depressões nas bochechas são provavelmente causados por uma versão ou alelo dominante do gene das covinhas, vamos chamá-lo de ✛. Não ter covinhas é o alelo recessivo, ▬. Lembre-se que só um dos dois genes de covinhas da mãe pode ir para cada óvulo, e o mesmo acontece com os do pai em cada espermatozoide. Como eles se combinam é pura obra do acaso.

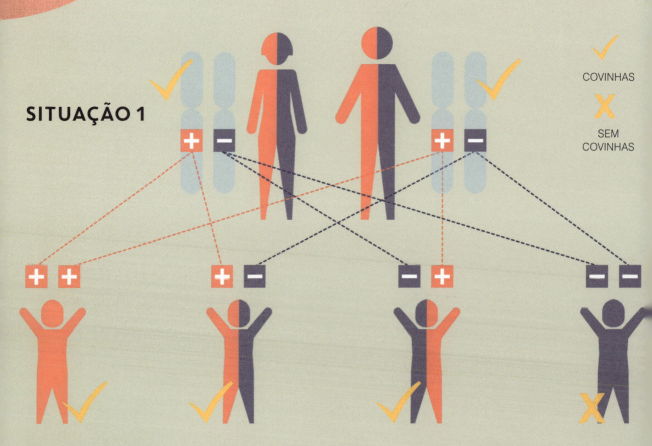

SITUAÇÃO 1

✓ COVINHAS
✗ SEM COVINHAS

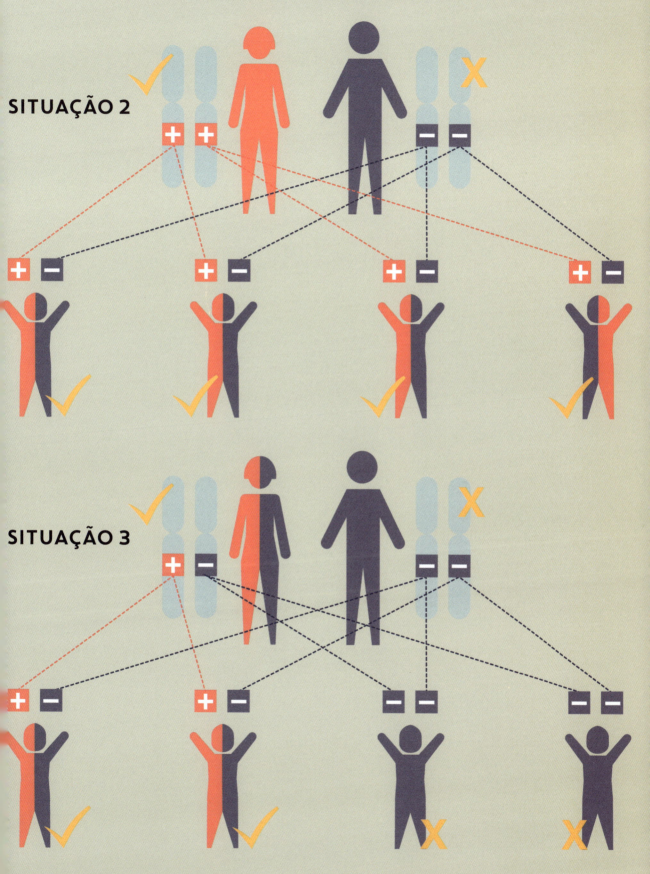

A EVA GENÉTICA

Em uma célula, cada "bateria" mitocondrial tem partes pequenas de DNA, chamadas de mDNA ou mtDNA. Quando um espermatozoide se une a um óvulo na fertilização, ele não leva mitocôndrias. Isso significa que todo o mtDNA de um corpo veio unicamente da mãe. Estudos das mudanças ou mutações do mtDNA traçam teoricamente o caminho da nossa espécie humana, *Homo sapiens*, de volta a uma "Eva Genética" (Eva Mitocondrial) na África, há 200.000 anos.

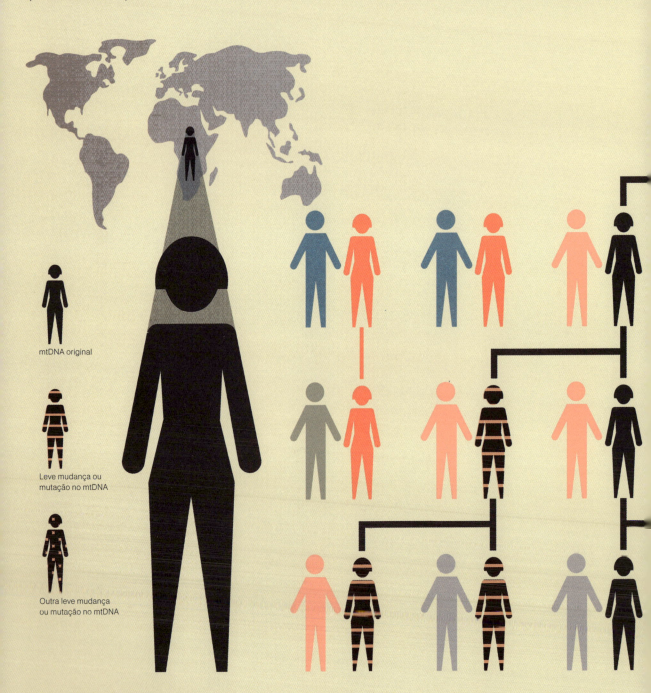

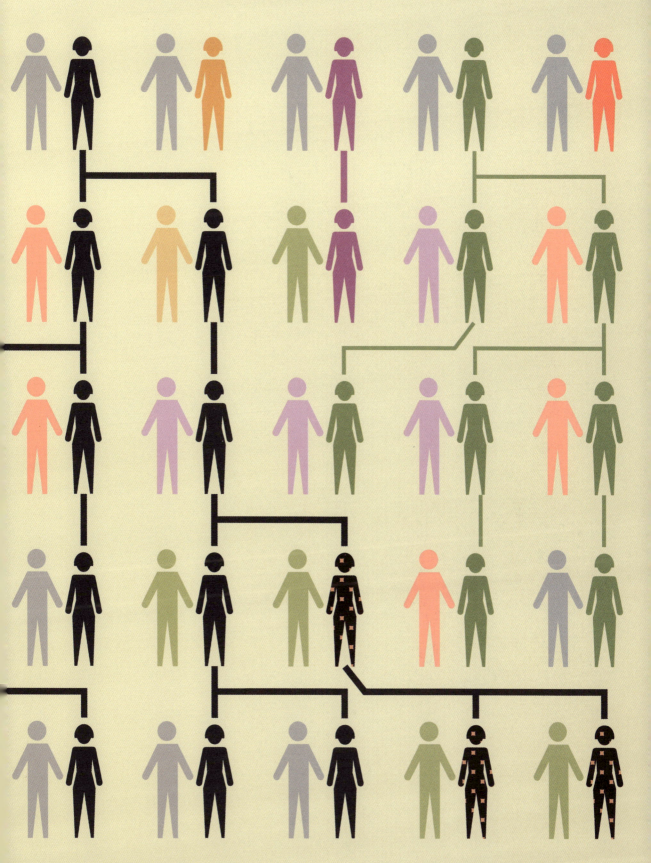

O CORPO SENSÍVEL

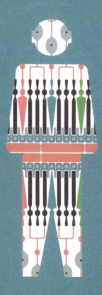

Recém-nascido

2,5

3 anos de idade

5,5

O SEGREDO DOS OLHOS

Para quem enxerga, até dois terços das informações sensoriais sobre o mundo exterior chegam através dos olhos. Cada uma dessas câmeras vivas, estabilizadas em tempo real, superaguçadas e em cores, é uma complexa maravilha de estruturas e tecidos concentrados em uma bolinha gelatinosa de apenas 2,4 cm de diâmetro. Os raios de luz são curvados, ou refratados, por uma série de substâncias quase perfeitamente transparentes antes de serem detectados pela retina, que então dispara sinais nervosos para o cérebro. Para haver o mínimo de obstrução à luz, os tecidos transparentes – a córnea, o cristalino e os humores (líquidos) aquoso e vítreo – são os menos irrigados pelo sangue. Por simples difusão ou infiltração, a córnea recebe nutrientes do fluido lacrimal e do oxigênio do ar; já o cristalino os recebe dos fluidos ao seu redor.

Tamanho do globo ocular
No nascimento, o órgão mais próximo do seu tamanho adulto final é o olho. Por causa da forma como as esferas aumentam, de recém-nascido a adulto, seu diâmetro aumenta 41% e seu volume cresce 188%.

Adulto (15+)
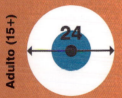
7,2

Diâmetro em mm   Volume em mℓ

VÍTREO
ÍRIS

Espessura ▼ (mm)

0,25 | **CONJUNTIVA**
Cobertura sensível do olho, regularmente lavada pelo fluido lacrimal ao piscar

0,35 | **RETINA**
Revestimento interno sensível à luz

0,5 | **CÓRNEA**
Parte da frente do olho, abaulada e transparente

Segundos para chegar de um objeto a 30 metros de distância

← **0,000001** –

(um décimo-milionésimo de segundo)

1-1,5 | **AQUOSO**
Fluido entre a córnea e o cristalino, dos dois lados da íris

4 | **CRISTALINO**
Elástico, se ajusta para fazer o foco sutil dos raios de luz

2 4 8

PUPILA
Buraco no meio da íris (diâmetro)

Quanto menos luz, mais fechada fica a pupila

DENTRO DA RETINA

Nossa multicolorida e detalhada imagem do mundo, que está em constante movimento, é registrada por uma área não muito maior do que a unha do polegar. A retina está lotada de células sensíveis à luz, conhecidas como cones e bastonetes, fibras nervosas saindo delas, uma camada de células nervosas para distribuir as informações dessas fibras, outras três camadas de células nervosas para mais processamento das informações, e uma teia rendilhada de vasos sanguíneos para abastecer tudo isso com oxigênio e nutrientes. Um obstáculo considerável é que os cones e bastonetes estão quase na base da retina. Assim, a luz precisa passar por todas as outras estruturas para chegar a eles, causando muitas obstruções e sombras. Isso poderia ser visto como uma falha de design, mas as camadas de células nervosas processadoras e o próprio cérebro rapidamente se adaptam para calcular o que provavelmente deveria estar ali para preencher essas lacunas.

OLHOS × TELA DE TV

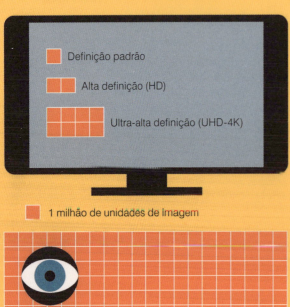

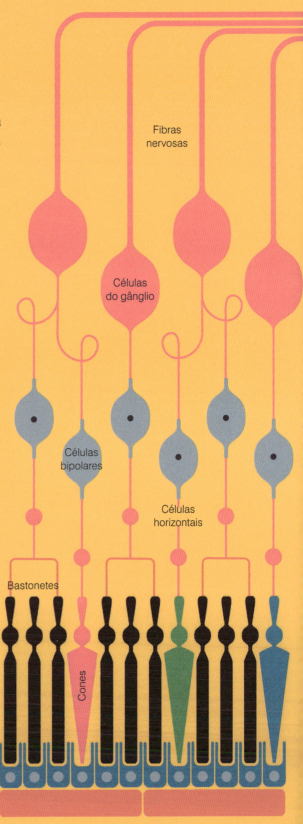

ENCONTRE SEU PONTO CEGO!

Todos temos um ponto cego, um lugar no fundo da retina onde cerca de 1 milhão de fibras nervosas das células do gânglio se juntam, ou seja, é onde está o nervo óptico na retina. Não há cones nem bastonetes ali, por isso ele corresponde ao ponto cego.

Feche o olho direito e olhe para a cruz com o olho esquerdo. Sempre olhando para a cruz, aproxime e afaste a página até que o desenho do olho simplesmente deixe de existir.

Tente fazer o mesmo com este desenho. O que acontece com a linha preta?

O que acontece quando o olho está em um fundo colorido?

O que acontece quando há bolinhas ao redor do olho?

97

DO OLHO AO CÉREBRO

O que o olho enxerga é somente parte do que a mente vê. Vivemos no passado, por causa de um atraso de 50-100 milissegundos (0,05-0,1 segundos) entre o momento em que os cones e os bastonetes da retina reagem aos raios luminosos e a percepção consciente da imagem na mente que seus sinais nervosos representam. Parte desse atraso vem do percurso dos sinais: a rede de células da retina, o nervo óptico, o quiasma óptico do cérebro (cruzamento) e os caminhos nervosos até os principais centros visuais na parte traseira inferior, e depois seu compartilhamento com vários centros acessórios, cada um dos quais examina seu próprio aspecto da cena. A partir de todas essas informações, a mente constrói sua própria versão da realidade visual, olhando para trás e para a frente no tempo, analisando e supondo, coordenando e relacionando, sempre trabalhando, mas certamente um pouco atrasada.

CAMPOS DE VISÃO

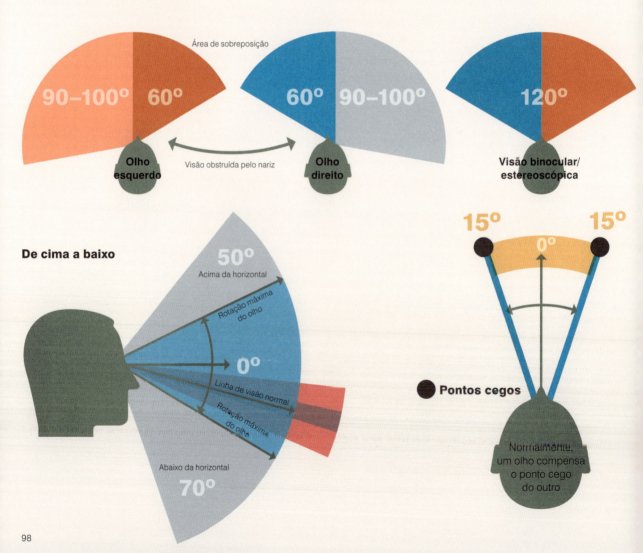

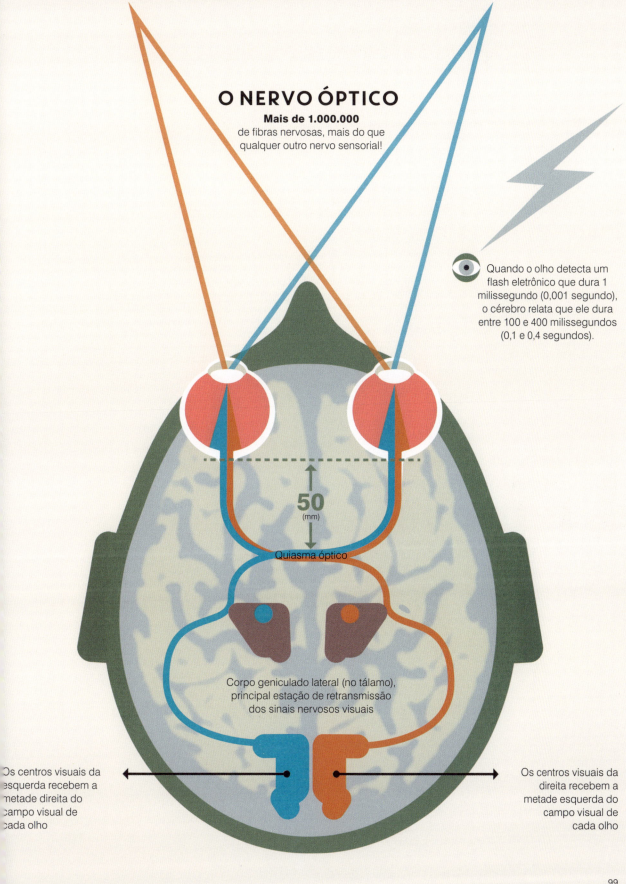

O SENTIDO DO SOM

A percepção de um mundo cheio de sons e ruídos vem de um pequeno órgão em formato de caracol, com apenas 10 mm de altura. Ele está no fundo do ouvido interno e tem mais ou menos o tamanho da unha do dedo mindinho. A cóclea recebe vibrações do ar através do tímpano e dos ossículos do ouvido e as converte em sinais nervosos elétricos. Seus principais componentes são uma fileira de cerca de 3.500 células internas "peludas", dispostas ao longo de uma camada flexível, a membrana basilar, enrolada dentro da cóclea. Quando as vibrações agitam a membrana, os micropelos sobre essas células – que estão mergulhadas em uma substância gelatinosa do "teto" – se dobram e se agitam. Esses micromovimentos fazem as células gerarem sinais nervosos que correm pelo nervo auditivo até os centros da audição no cérebro.

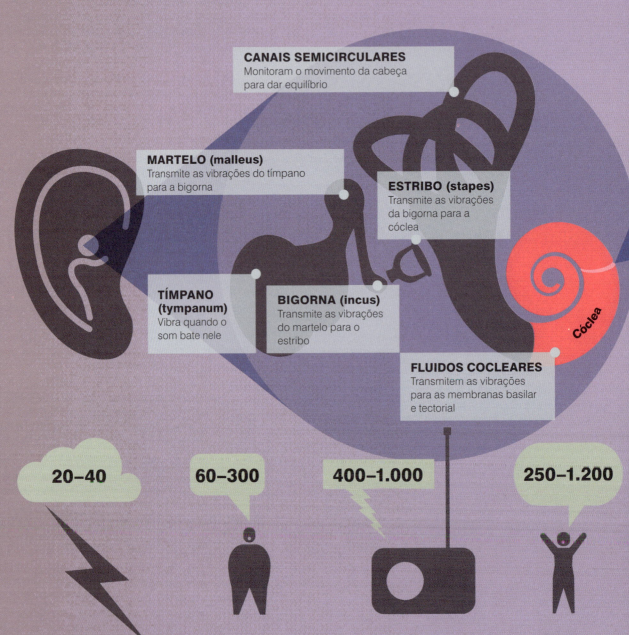

SEÇÃO TRANSVERSAL DA CÓCLEA

Scala vestibuli

Scala media

Scala tympani

Vibrações das membranas estimulam as células

0,05 mm

12.000 CÉLULAS EXTERIORES COM MICROPELOS
Recebem sinais nervosos e movem micropelos para retesar membranas basilar/tectorial; aumentam a sensibilidade das células interiores

0,03 mm

3.500 CÉLULAS INTERIORES COM MICROPELOS
As vibrações dobram os micropelos, produzindo sinais nervosos

ALTOS E BAIXOS
A frequência sonora (ou tom) é medida em vibrações por segundo, Hz (Hertz).

300–600

27,5

4.186

1.000–8.000

6.000

A VIDA EM ESTÉREO

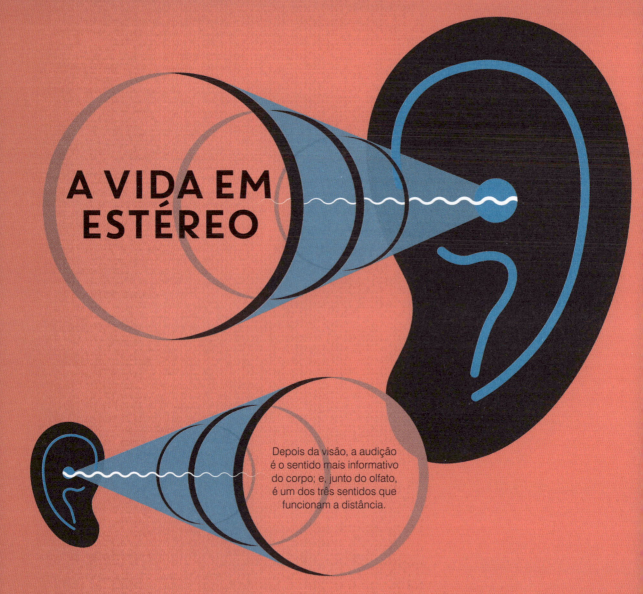

Depois da visão, a audição é o sentido mais informativo do corpo; e, junto do olfato, é um dos três sentidos que funcionam a distância.

A VELOCIDADE DO SOM

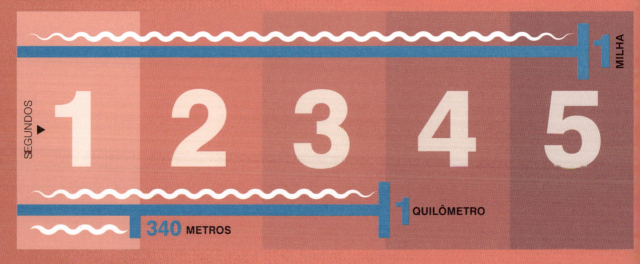

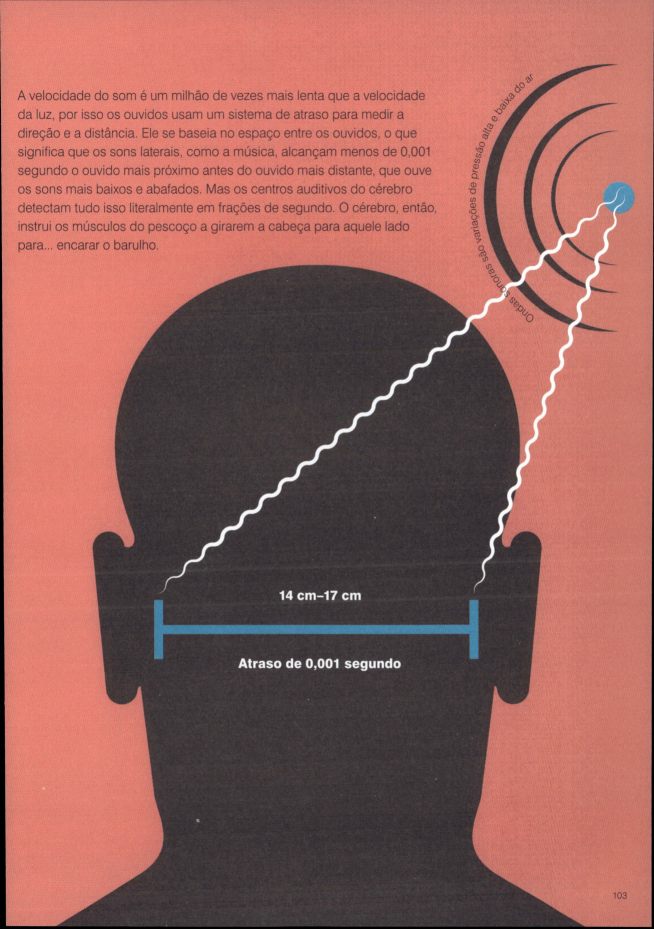

A velocidade do som é um milhão de vezes mais lenta que a velocidade da luz, por isso os ouvidos usam um sistema de atraso para medir a direção e a distância. Ele se baseia no espaço entre os ouvidos, o que significa que os sons laterais, como a música, alcançam menos de 0,001 segundo o ouvido mais próximo antes do ouvido mais distante, que ouve os sons mais baixos e abafados. Mas os centros auditivos do cérebro detectam tudo isso literalmente em frações de segundo. O cérebro, então, instrui os músculos do pescoço a girarem a cabeça para aquele lado para... encarar o barulho.

ALTO E MAIS ALTO

A escala de intensidade do som em decibéis (dB) não é uma escala de progressão aritmética, e sim logarítmica com base 10. Isso significa que 20 dB é um som 10 vezes mais intenso do que 10 dB (não o dobro), 30 dB é 100 vezes mais (não três vezes), e assim por diante.

170 Perda de audição inevitável

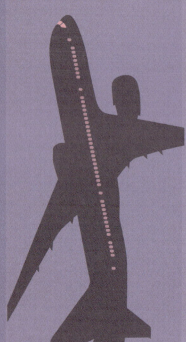

140 Turbina de avião a jato a 30 m

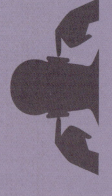

120 Provável dor nos ouvidos

110 Show de música barulhenta, trovão próximo

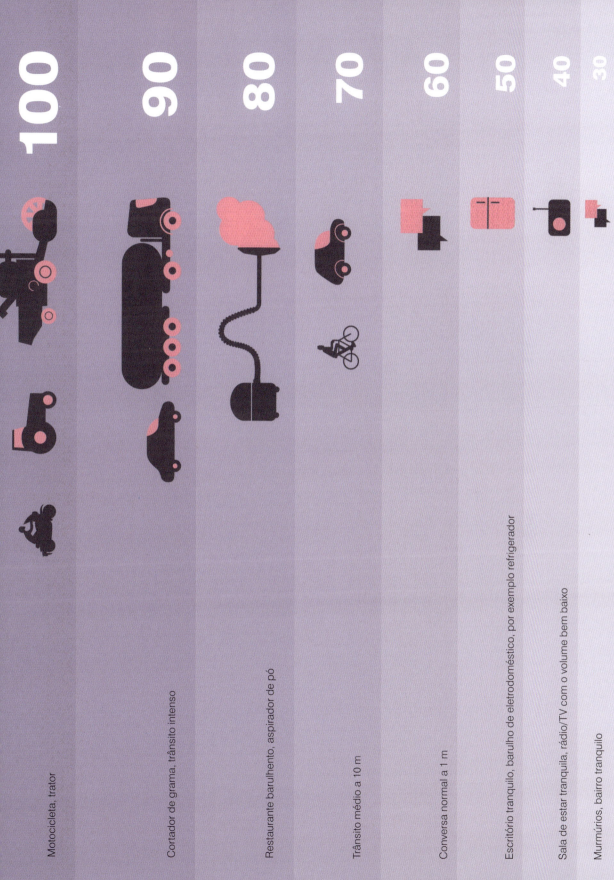

O SENTIDO DOS AROMAS

O olfato é o terceiro sentido mais informativo que não precisa de contato. Ele traz informações sobre possíveis vapores e gases perigosos no ar, bem como cheiros e aromas de comidas, bebidas, plantas, animais e outros da nossa espécie – os bons e os ruins. Os cheiros podem causar prazer intenso, mas também reações fortes, como a ânsia de vômito. Mais do que os outros sentidos, o olfato está diretamente ligado a partes do cérebro relativas a lembranças e emoções, e é por isso que cheiros e aromas provocam reações tão poderosas.

A EXPERIÊNCIA DA COMIDA

O olfato e o paladar são sistemas sensoriais separados, mas proximamente interligados em relação à percepção consciente, criando uma "experiência total da comida" a cada bocado.

Contribuições estimadas para a "experiência total da comida" (%).

- **15** Lembranças
- **15** Sabor
- **60** Cheiro
- **10** Circunstâncias imediatas

3 EPITÉLIO OLFATÓRIO

Essa área no teto da cavidade nasal tem 3 centímetros quadrados para cada lado do nariz e contém 5-10 milhões de células olfativas (neurônios receptores olfatórios). Ela produz fluido para dissolver as moléculas odorantes e permitir sua detecção.

CAVIDADE NASAL

Dividida em duas partes, esquerda e direita, pela cartilagem do septo nasal. Seu revestimento aquece, umidifica e filtra as partículas do ar que entra. Cornetos (conchas) nasais são protuberâncias ósseas que dirigem o fluxo de ar para o epitélio olfatório.

2

1 ODORANTES

Partículas invisíveis de odor ou cheiro (a maioria delas moléculas) flutuam nas correntes de ar. Elas trazem informações em seus tamanhos, formas e cargas elétricas, percorrendo a rota ortonasal através das narinas, vindas do nosso ambiente, e a rota retronasal pelo fundo do palato, vindas da comida/bebida em nossa boca.

5 FIBRAS NERVOSAS DAS CÉLULAS OLFATIVAS

Essas fibras nervosas estão reunidas em feixes de 20-30. Elas passam pela lâmina cribriforme, uma região perfurada do osso etmoide do crânio. Elas conduzem sinais nervosos para o bulbo olfatório. São consideradas (às vezes junto do bulbo e do trato olfatórios) nervo olfatório, também denominado nervo craniano I (1).

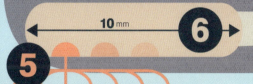

6 BULBO OLFATÓRIO

Essa extensão peninsular do prosencéfalo consiste em cinco camadas principais de células. Ele decodifica, filtra, coordena, amplifica e processa informações nervosas das células olfativas.

4 RECEPTORES OLFATÓRIOS

São moléculas engastadas nas superfícies expostas das células olfativas e estimuladas pelo contato com uma molécula odorante específica – um mecanismo do tipo "chave e fechadura". As células com receptores olfatórios geram sinais nervosos, que são enviados pelas fibras nervosas para o bulbo olfatório.

7 TRATO OLFATÓRIO

São as fibras nervosas que ligam o bulbo olfatório ao cérebro.

CÓRTEX OLFATÓRIO PRIMÁRIO

Principal região que lida com informações olfativas, situada no lobo temporal interno do cérebro. Ele tem ligação imediata com as regiões responsáveis pelas emoções e pelas lembranças.

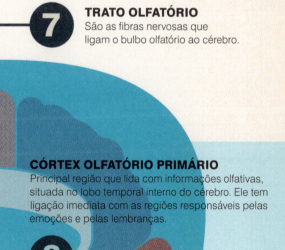

O MELHOR SABOR POSSÍVEL

Na experiência do dia a dia, o paladar se mistura com o olfato, especialmente quando saboreamos uma refeição fabulosa. No entanto, ele é um sistema sensorial separado, e nem tudo é o que parece. Os sinais nervosos de seus principais sensores, os botões gustativos, fornecem apenas parte das informações do sabor. Características não palatáveis, como temperatura e textura física – crocante, oleoso, mole –, acrescentam muito à impressão sensorial geral que recebemos da comida. Pesquisadores estão descobrindo que identificar sabores tem complexidade similar a reconhecer aromas. Muitos receptores gustativos disparam inúmeros sinais nervosos em ritmos variáveis quando estimulados por diversas substâncias responsáveis pelo sabor. O cérebro usa muitas formas de decifrar e reconhecer padrões para distinguir os resultados. *Bon appetit!*

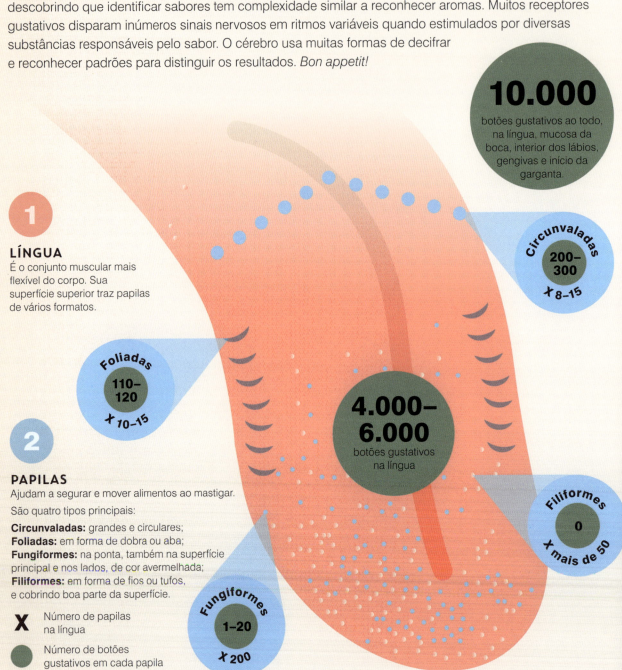

10.000 botões gustativos ao todo, na língua, mucosa da boca, interior dos lábios, gengivas e início da garganta.

1 LÍNGUA
É o conjunto muscular mais flexível do corpo. Sua superfície superior traz papilas de vários formatos.

Circunvaladas 200–300 X 8–15

Foliadas 110–120 X 10–15

4.000–6.000 botões gustativos na língua

2 PAPILAS
Ajudam a segurar e mover alimentos ao mastigar.
São quatro tipos principais:
Circunvaladas: grandes e circulares;
Foliadas: em forma de dobra ou aba;
Fungiformes: na ponta, também na superfície principal e nos lados, de cor avermelhada;
Filiformes: em forma de fios ou tufos, e cobrindo boa parte da superfície.

Filiformes 0 X mais de 50

Fungiformes 1–20 X 200

X Número de papilas na língua
● Número de botões gustativos em cada papila

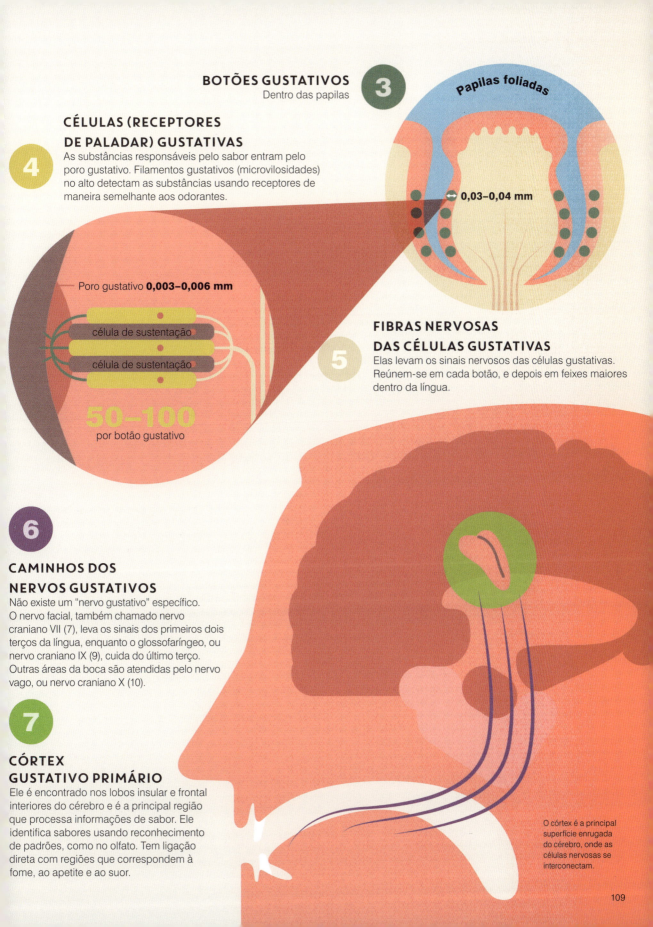

A PELE E OS SENSORES DE SUPERFÍCIE

Eles são terminações nervosas especializadas, consideradas células individuais, cada uma originando uma fibra nervosa.

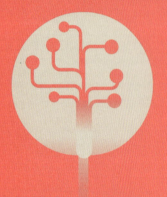 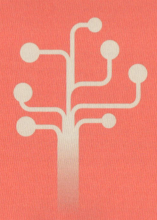 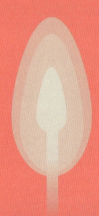

20–100
Krause
Mudanças de temperatura, especialmente frio

5–20
Merkel
Toques leves, pressão leve, superfícies angulares, como bordas

100–300
Meissner
Toques leves, vibrações lentas, texturas

Wilhelm Krause (alemão, 1833-1910)   Friedrich Merkel (alemão, 1845-1919)   Georg Meissner (alemão, 1829-1905)

TOCANTE SENSAÇÃO

A superfície visível da pele é, na verdade, constituída de células mortas, que estão ali para atrito e proteção. Logo abaixo delas aglomeram-se milhões de células sensoriais. "Tato" é um termo simples demais. Os tipos de contato se distinguem em áspero ou liso, seco ou molhado, rígido ou maleável, quente ou frio, e muitas outras características. Eles derivam de um dilúvio de sinais nervosos a partir dos seis tipos principais de células sensoriais. Os sinais passam da rede nervosa que cobre o corpo todo para uma faixa na superfície do cérebro, o centro do tato (oficialmente denominado córtex somatossensorial), onde são registrados na percepção consciente.

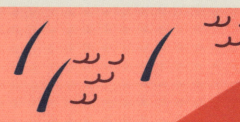

Tamanhos em μm (micra) 1 μm = 0,001 mm

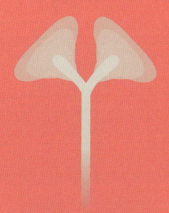

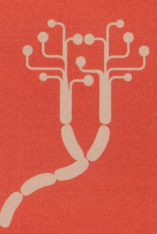

100–500
Ruffini
Pressão lenta e contínua, mudanças de temperatura, especialmente calor

Angelo Ruffini (italiano, 1864-1929)

500–1.200
Pacini
Vibrações rápidas, pressão forte

Filippo Pacini (italiano, 1812-1883)

Terminações livres
Várias formas de toque, mudanças de temperatura, dor

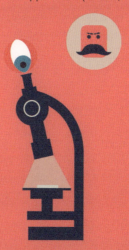

Por que esses nomes?
Vários sensores da pele foram batizados em homenagem aos anatomistas, biólogos ou outros cientistas do século 19 que os identificaram e os estudaram ao microscópio.

111

SENTIDO INTERIOR

Sem olhar, o que seus braços e pernas estão fazendo? Estão cruzados, dobrados, estendidos, curvados, parados, se movendo? A noção ou consciência das posições, posturas e movimentos de partes do corpo é chamada propriocepção. É um sentido no qual raramente pensamos, mas seus relatórios atualizados segundo a segundo são essenciais no dia a dia. Ele é informado por vários órgãos sensoriais minúsculos e por terminações nervosas que são mecanorreceptores (que respondem a forças físicas). Estão localizados em quase toda parte dentro dos órgãos e tecidos, especialmente nos músculos e tendões, e dentro dos ligamentos e cápsulas articulares. Alguns são parecidos com os da pele, como os sensores de Ruffini e Pacini (ver página 111). Como no caso das mensagens de toque da pele, esses proprioceptores mandam sinais até o cérebro por meio dos nervos e ali são integrados com outras informações sensoriais para formar a consciência da posição e do movimento de cada parte do corpo.

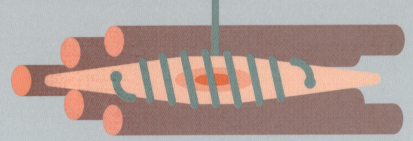

FUSOS MUSCULARES
Dezenas a centenas no corpo principal, ou "barriga" de um músculo. Respondem a mudanças no comprimento, detectando aperto (compressão) e esticamento (tensão)

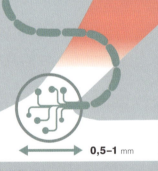

PROPRIOCEPTORES DAS CÁPSULAS
Nas cápsulas articulares, os invólucros fibrosos ao redor das extremidades dos ossos em uma articulação. Semelhantes aos sensores de Ruffini e Pacini da pele

ÓRGÃOS TENDINOSOS DE GOLGI
Em tendões que conectam músculos aos ossos. Respondem a mudanças no aperto (compressão) quando o músculo se contrai

PROPRIOCEPTORES DOS LIGAMENTOS
Em ligamentos elásticos que unem os ossos em uma articulação. Semelhantes aos sensores de Ruffini e Pacini da pele

TESTES DE PROPRIOCEPÇÃO

Experimente estes testes para demonstrar a importância do seu sentido interior. Mas atenção:

- Primeiro faça o teste bem rapidamente, sem se preparar ou pensar muito.
- Depois, faça-o mais devagar, concentrando-se nas posições dos seus braços e mãos.
- A cada nova tentativa, veja como consegue focar sua atenção mais precisamente na propriocepção.

1 Estique os braços e as mãos à sua frente.

2 Feche os olhos.

3 Com a mão esquerda, toque a ponta do nariz com o polegar e depois com os outros dedos, um de cada vez.

4 Faça o mesmo com a mão direita.

Você vai precisar de:

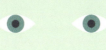

1 Sente-se e segure uma folha de papel sobre a mesa com uma mão.

2 Feche os olhos e mantenha-os fechados durante todo o exercício.

3 Com um lápis na outra mão, faça um X no papel.

4 Troque a mão que está segurando o papel e a que segura o lápis.

5 Faça um segundo X o mais perto possível do primeiro X.

6 Abra os olhos.

113

EQUILIBRISMO

O equilíbrio às vezes é caracterizado como um misterioso "sexto sentido". Quer dizer, ele envolve mesmo os sentidos – na verdade, quase todos os principais arranjos sensoriais, além de outros que ficam no interior do ouvido. Essas estruturas do ouvido interno leva o nome de sistema vestibular. Ele se baseia no vestíbulo do ouvido interno, com suas ramificações de três canais semicirculares, utrículo e sáculo. Suas detecções mais delicadas, em partes conhecidas como a mácula e a ampola, têm semelhanças com a cóclea da audição, pois as células disparam sinais nervosos quando seus micropelos são fisicamente estimulados. Mas o equilíbrio é um assunto muito mais amplo e contínuo. Ele relaciona dados constantes dos olhos, da pele e dos sensores proprioceptivos com instruções contínuas de controle de músculos que vão dos oculares aos estabilizadores das pernas.

OUVIDOS INTERNOS
Os movimentos da cabeça fazem o fluido dentro do ouvido movimentar micropelos nas cúpulas dos canais e nas máculas dos vestíbulos

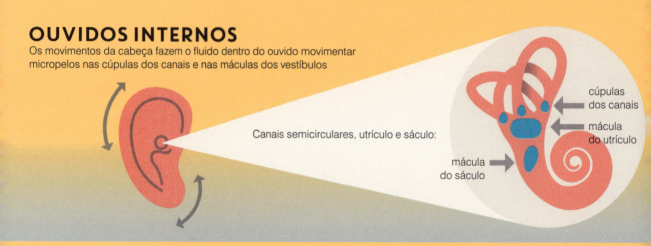

Canais semicirculares, utrículo e sáculo:
cúpulas dos canais
mácula do utrículo
mácula do sáculo

OLHOS
Registram horizontais e verticais

PROPRIOCEPTORES
Sensores de pressão e tensão são encontrados em:

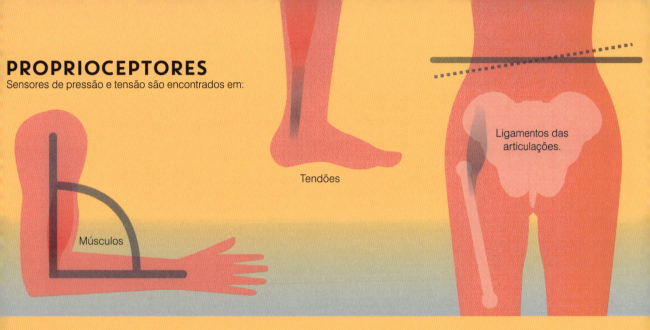

PELE
Detecta pressão, por exemplo, empurrando com as mãos, ou a inclinação das solas dos pés

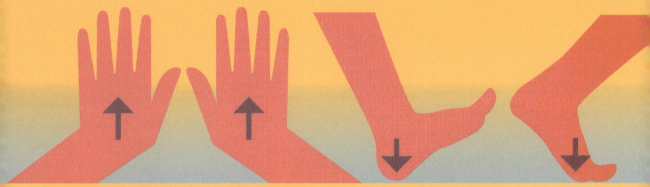

OUVIDOS
Detectam sons vindo das fontes e refletidos

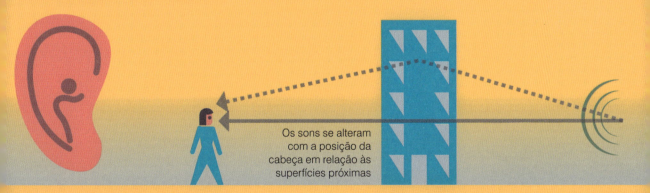

FAZENDO SENTIDO

Cada sentido principal envia sinais nervosos para sua própria região da camada fina e externa do cérebro, o córtex. Mas, no caminho, esses sinais nervosos e as informações que representam passam por várias etapas de processamento, decodificação, análise e compartilhamento. E quando chegam ao córtex, as informações também são distribuídas e coordenadas com outros centros sensoriais de lembranças, reconhecimento, nomenclatura, associações, emoções, decisões e reações. Por isso, um aroma familiar da infância traz visões, sons, sabores, sentimentos, até uma recriação completa de uma cena de muito tempo atrás. Uma floresta de pinheiros, a brisa do mar, um lanche em um parque temático, o leite regurgitado por um bebê...

Lobos do cérebro
Os lobos das principais partes do cérebro, os hemisférios cerebrais, são áreas anatômicas conhecidas desde a Antiguidade. Eles são demarcados por dobras fundas chamadas de fissuras ou sulcos.

FRONTAL
- pensamento consciente • autoconsciência
- decisões • personalidade
- lembranças • aspectos do olfato e fala
- planejamento e controle de movimentos

SULCO CENTRAL — Separa os lobos frontal e parietal

PARIETAL
- coordenação de informações sensoriais
- aspectos visuais e espaciais
- vários aspectos do tato • paladar
- aspectos da fala • propriocepção

FISSURA LATERAL — Separa os lobos frontal e parietal do temporal

LÍMBICO
- emoções
- lembranças
- experiências

SULCO PARIETOCCIPITAL — Separa os lobos parietal e occipital

OCCIPITAL
- visão e funções associadas
- coordenação sensorial • lembranças

TEMPORAL
- audição • aspectos do olfato e da visão
- coordenação de informações sensoriais • fala
- linguagem • memórias de curto e longo prazos

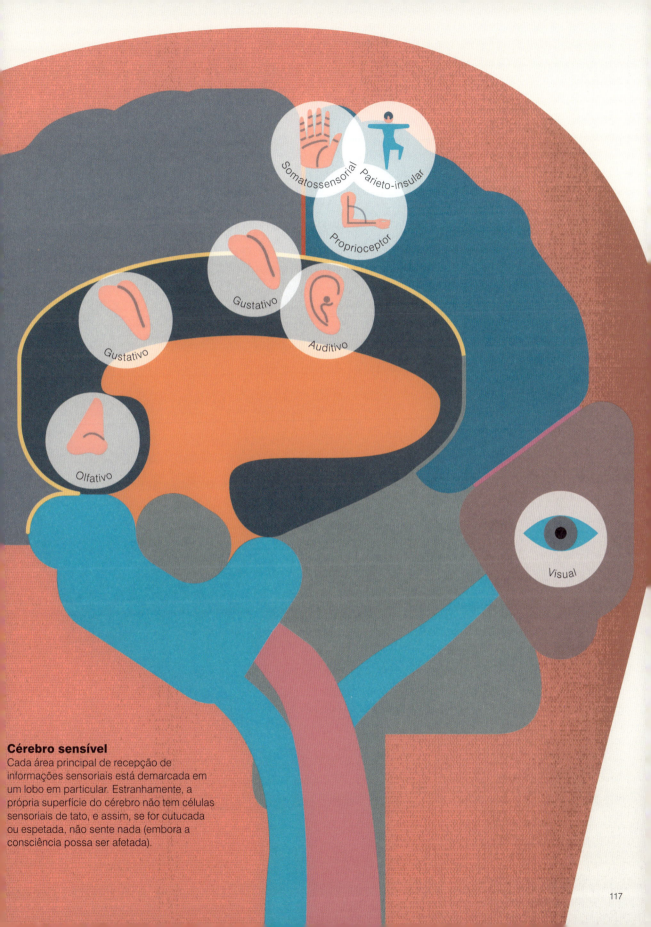

Cérebro sensível
Cada área principal de recepção de informações sensoriais está demarcada em um lobo em particular. Estranhamente, a própria superfície do cérebro não tem células sensoriais de tato, e assim, se for cutucada ou espetada, não sente nada (embora a consciência possa ser afetada).

MAPA DO TOQUE

O córtex somatossensorial (centros do tato) de cada lado do cérebro forma um mapa corporal que parece uma faixa. Partes mais sensíveis, como os lábios e as pontas dos dedos, ocupam uma área maior no córtex.

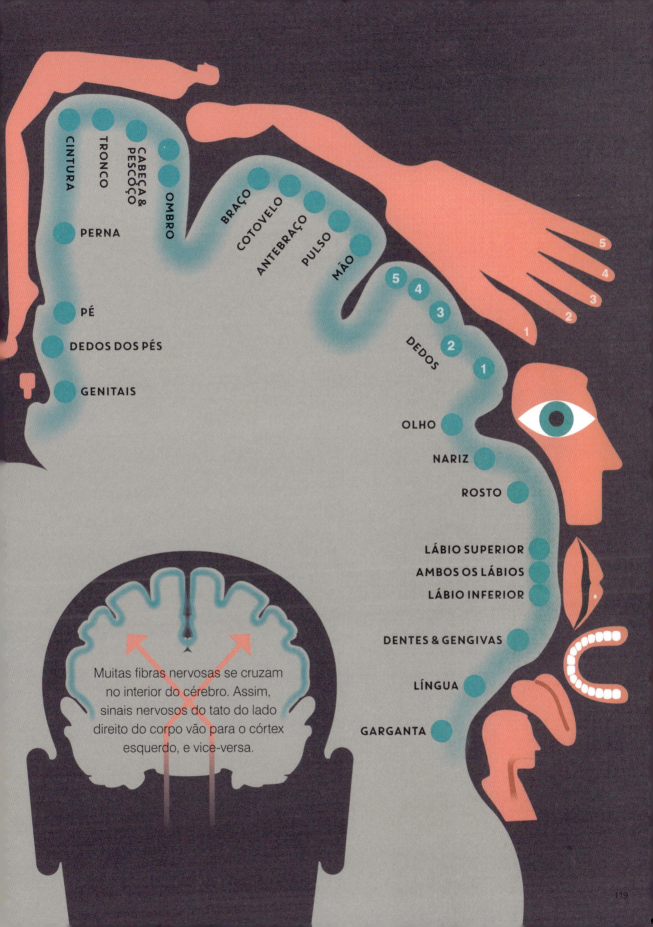

O CORPO COORDENADO

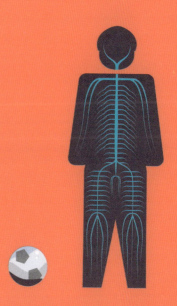

SENTINDO-SE NERVOSO

Bilhões de células, centenas de tecidos e dezenas de órgãos do corpo trabalham juntos, formando um todo harmonioso – mas como? Existem dois sistemas gerais principais de coordenação-controle-comando: o nervoso e o hormonal ou endócrino. O primeiro age sobretudo por meio de pequenos sinais elétricos que chispam por uma rede de nervos, enquanto o segundo se baseia em substâncias químicas chamadas hormônios. O cérebro é o quartel-general de ambos os sistemas.

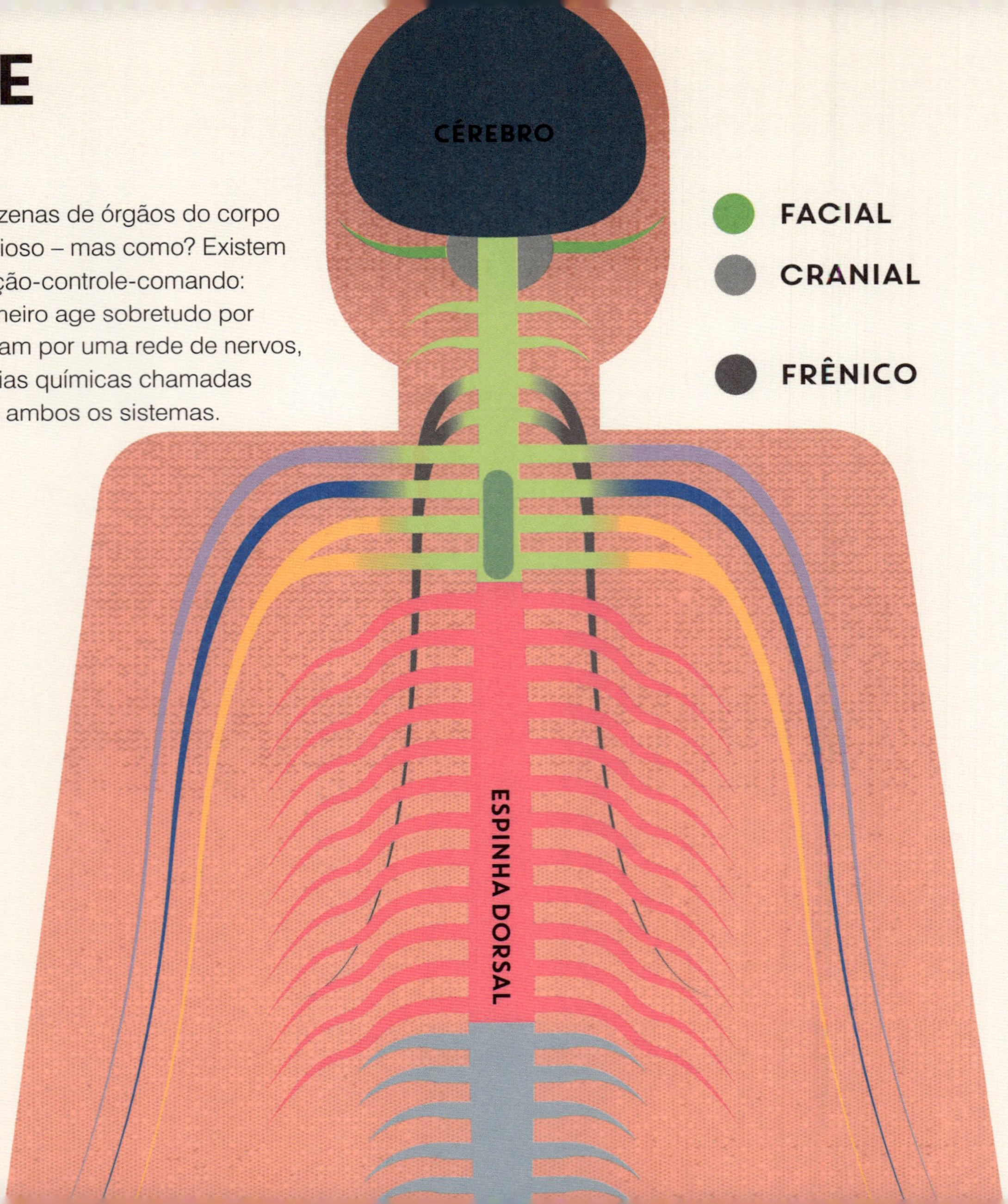

- FACIAL
- CRANIAL
- FRÊNICO

- CÉREBRO
- ESPINHA DORSAL

- CERVICAL
- PLEXO BRAQUIAL
- RADIAL
- MEDIANO
- ULNAR
- TORÁCICO
- LOMBAR

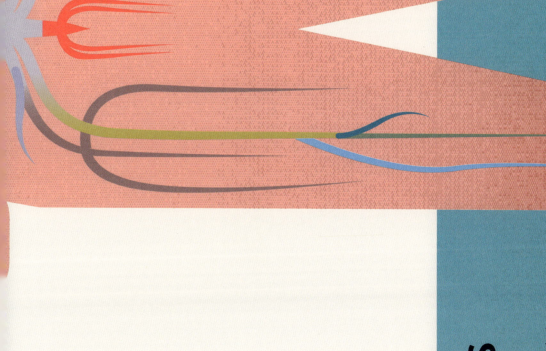

- SACRAL
- GLÚTEO
- PUDENDO
- CIÁTICO
- FEMORAL
- PERONEAL
- FIBULAR
- TIBIAL

MAPA DOS NERVOS

Os nervos se ramificam a partir do cérebro ou da espinha dorsal, dividindo-se repetidamente ao se conectarem com todas as partes do corpo e se tornarem microscopicamente finos.

123

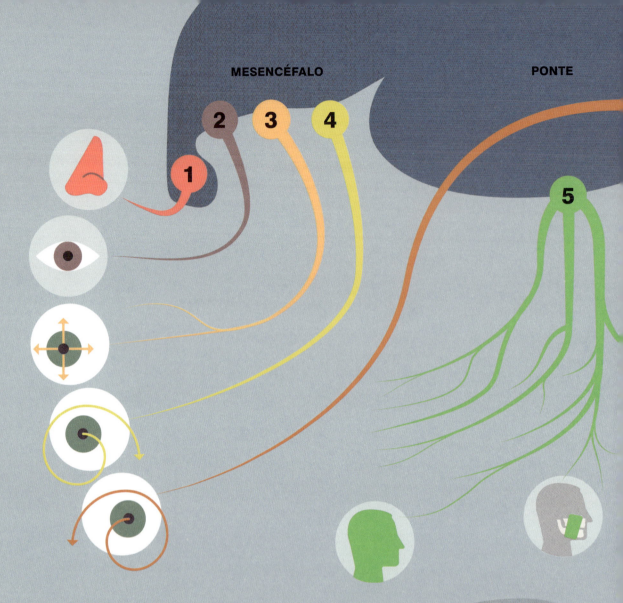

UMA CABEÇA CHEIA DE NERVOS

Quarenta e três pares de nervos (à esquerda e à direita) se ramificam do cérebro e da espinha dorsal para o corpo. Doze deles vêm diretamente do cérebro e são conhecidos como nervos cranianos; os outros 31 pares vêm da espinha e são os nervos espinhais. Os nervos cranianos trazem informações dos principais sentidos para o cérebro, e levam sinais do cérebro para os músculos do rosto, cabeça e pescoço – e, por vezes, para os pulmões e o estômago.

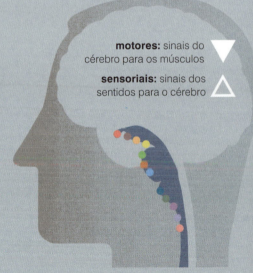

motores: sinais do cérebro para os músculos
sensoriais: sinais dos sentidos para o cérebro

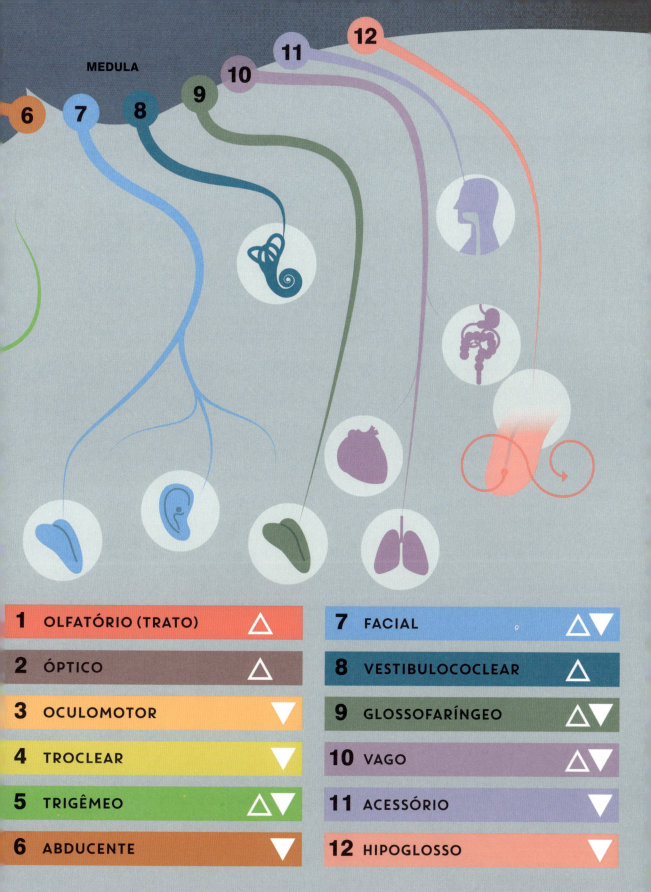

SEPARADA MENTE

Os nervos usam o mesmo sistema básico de comunicação por todo o corpo. Ele é praticamente elétrico, com algumas etapas químicas no caminho. Um sinal nervoso ou mensagem individual é um pequeno pulso elétrico que dura um período bem curto de tempo; ele é o mesmo em qualquer nervo, a qualquer momento, em qualquer lugar do corpo. A informação transportada depende da velocidade com que os pulsos seguem um ao outro, de onde eles vêm e para onde eles vão.

1 ENTRADA
Sinais nervosos são coletados pelas dendrites do neurônio.
Faixa de tamanho das dendrites 0,1-5 μm

2 SINAL
Também chamado de potencial de ação, ele é causado por partículas eletricamente carregadas (íons) que se movem pela membrana celular.

0,1 VOLTS
1 MILISSEGUNDO

3 INTEGRAÇÃO
A célula nervosa (neurônio) pode receber milhões de sinais por segundo. Alguns sinais reforçam muitas outras interações, enquanto outros as cancelam.
Faixa de tamanho do corpo das células nervosas: 5-50 μm

4 SAÍDA
Os sinais resultantes saem do corpo da célula pelos axônios (fibras nervosas).
Faixa de diâmetro dos axônios: 0,2-30 μm

Algumas células nervosas têm mais de

10.000

dendrites, totalizando vários centímetros de comprimento.

5
MELHORANDO A CONDUTIVIDADE
Uma bainha de mielina gordurosa é espiralada ao redor de muitos axônios. Isso aumenta a velocidade quando o sinal "salta" pelo axônio. A camada também reduz perdas e evita que o sinal enfraqueça.

6
NA JUNÇÃO
A junção entre células nervosas é chamada de sinapse. A ponta do axônio não chega a tocar no neurônio seguinte.
Separação sináptica média: 0,02 μm

8
EM FRENTE
O receptor é a dendrite de outra célula nervosa ou alguma célula do corpo. Os neurotransmissores deflagram novos sinais elétricos. Os sinais deixam a sinapse para trás.

0,1 MILISSEGUNDO
Tempo de travessia

7
TRAVESSIA QUÍMICA
Substâncias químicas chamadas de neurotransmissores transportam o sinal. Cada sinal pode ter milhares, até milhões, de moléculas neurotransmissoras.

Os axônios mais longos têm quase 1 m (dos dedos do pé à espinha dorsal)

1 μm = micron = 0,001 mm = 0,000001 m (um milionésimo de metro)

O ELO VITAL

A espinha dorsal é o longo e fino elo do cérebro, como um túnel de metrô para o resto do corpo. Trinta e um pares de nervos espinhais se ramificam a partir dela, saindo pelas articulações entre os ossos da coluna ou vértebras. Todos os nervos espinhais levam informações sensoriais da pele e dos órgãos internos pela espinha dorsal até o cérebro, e sinais motores do cérebro pela espinha dorsal até os músculos.

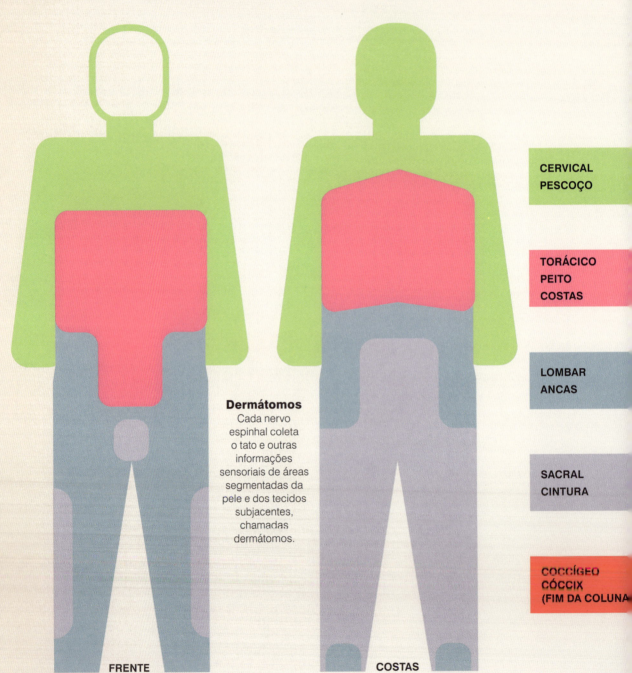

Dermátomos
Cada nervo espinhal coleta o tato e outras informações sensoriais de áreas segmentadas da pele e dos tecidos subjacentes, chamadas dermátomos.

CERVICAL / PESCOÇO

TORÁCICO / PEITO / COSTAS

LOMBAR / ANCAS

SACRAL / CINTURA

COCCÍGEO / CÓCCIX (FIM DA COLUNA)

FRENTE — COSTAS

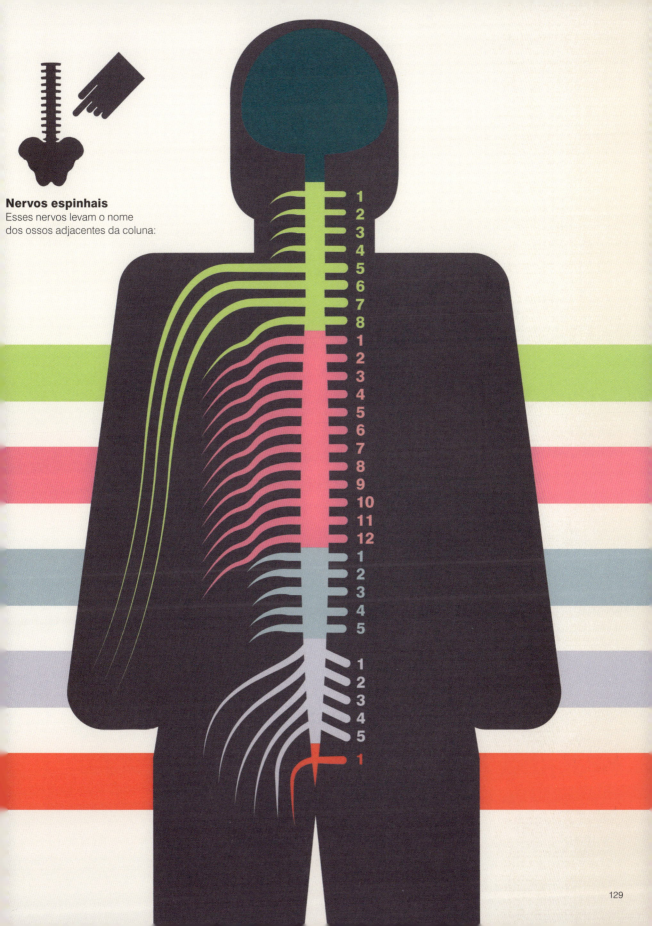

REFLEXOS E REAÇÕES

Muitas vezes, a atenção do cérebro precisa se concentrar em uma tarefa particularmente importante, como ler este livro – ou pilotar um jato supersônico. Assim, para não interromper, muitas partes do corpo se cuidam sozinhas, com movimentos automáticos chamados reflexos. A parte do corpo responde a um estímulo, como um toque, por meio de sinais nervosos que vão para a espinha dorsal e voltam diretamente para os músculos, como em um curto-circuito, para fazer o movimento necessário, deixando que o cérebro intervenha mais tarde, se preciso for. Reações são movimentos rápidos e propositais que envolvem a vigília consciente do cérebro quando ele detecta uma situação, pensa depressa e logo ordena uma resposta.

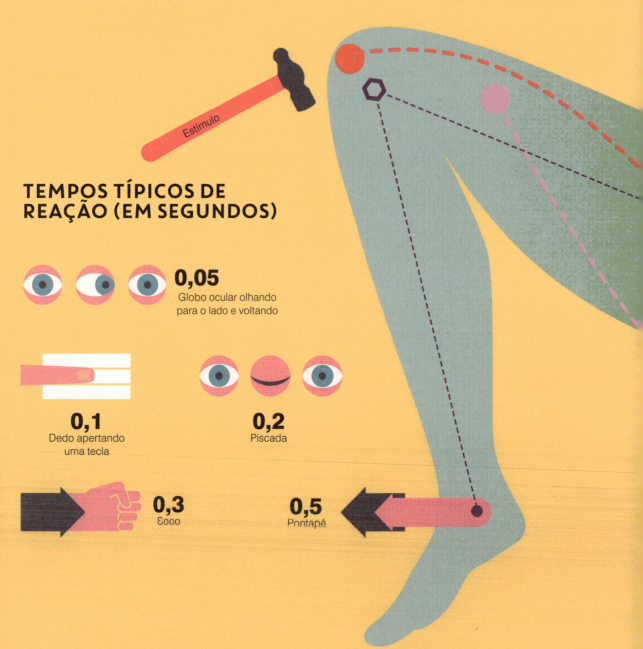

TEMPOS TÍPICOS DE REAÇÃO (EM SEGUNDOS)

0,05 Globo ocular olhando para o lado e voltando

0,1 Dedo apertando uma tecla

0,2 Piscada

0,3 Soco

0,5 Pontapé

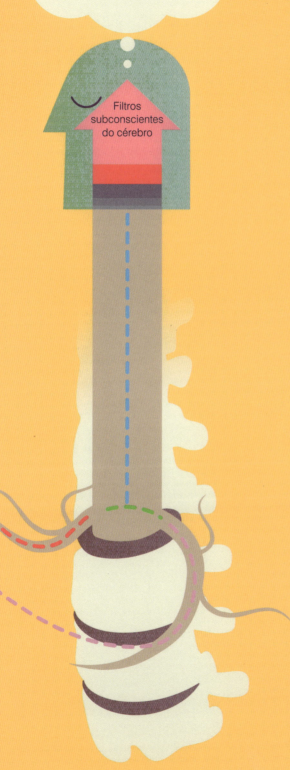

COMO OS REFLEXOS ACONTECEM

O corpo sente um estímulo, como um movimento repentino, um toque estranho ou dor, e pede uma ação imediata. Os sinais nervosos também vão para o cérebro, onde são filtrados subconscientemente para ver se são importantes o suficiente para alertar a vigília consciente.

- - - - - Nervo sensorial

- - - - - Nervo de transmissão

- - - - - Nervo motor

- - - - - Transmissão pela espinha dorsal

APONTE A DIFERENÇA

Apontar a diferença entre três objetos: 0,7 segundos

Apontar a diferença entre seis objetos: 1 segundo

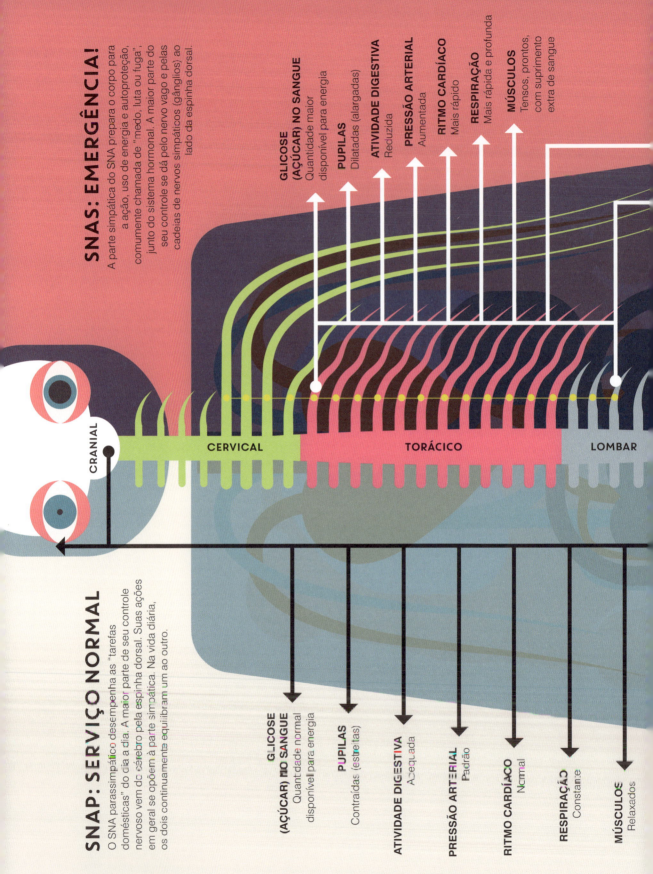

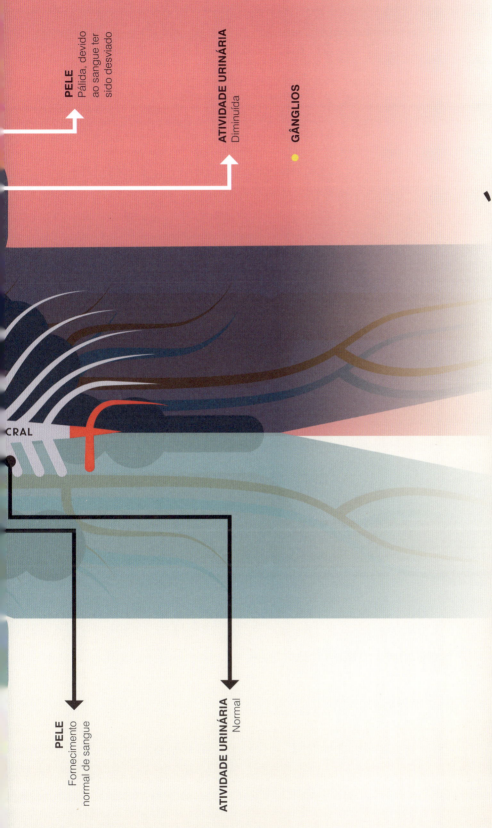

PELE
Pálida, devido ao sangue ter sido desviado

ATIVIDADE URINÁRIA
Diminuída

GÂNGLIOS

PELE
Fornecimento normal de sangue

ATIVIDADE URINÁRIA
Normal

FUNCIONANDO NO AUTOMÁTICO

O cérebro humano é realmente impressionante, mas mesmo ele tem capacidade de processamento limitada para as informações que passam pelo nível consciente. Portanto, ele descarrega boa parte do funcionamento interno do corpo, como digerir comida, ritmo cardíaco, respiração e coleta de excretas, para funcionamento automático sob os auspícios do sistema nervoso autônomo, ou SNA. Ele faz parte do sistema periférico e organiza o funcionamento interno sozinho, subconscientemente – somente alertando o nível pensante e consciente quando algo sai do normal.

A CHAVE MESTRA

O segundo sistema geral de coordenação-comando-controle do corpo trabalha em harmonia com o cérebro e os nervos: é o sistema hormonal ou endócrino. Ele se baseia em substâncias químicas naturais chamadas hormônios, produzidas pelas glândulas endócrinas. Os dois sistemas são integrados por uma área da parte frontal inferior do cérebro do tamanho de uma uva, o hipotálamo, e pela glândula pituitária, que parece um feijão pendurado nele. Portanto, o diretor-executivo e o chefe de operações são uma dupla atraente.

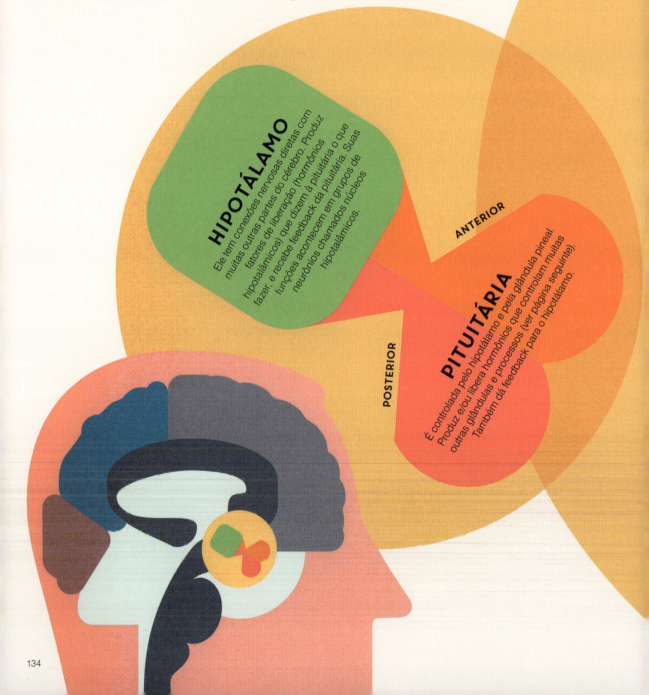

HIPOTÁLAMO
Ele tem conexões nervosas diretas com muitas outras partes do cérebro. Produz fatores de liberação (hormônios hipotalâmicos) que dizem à pituitária o que fazer, e recebe feedback da pituitária. Suas funções acontecem em grupos de neurônios chamados núcleos hipotalâmicos.

ANTERIOR

POSTERIOR

PITUITÁRIA
É controlada pelo hipotálamo e pela glândula pineal. Produz e/ou libera hormônios que controlam muitas outras glândulas e processos (ver página seguinte). Também dá feedback para o hipotálamo.

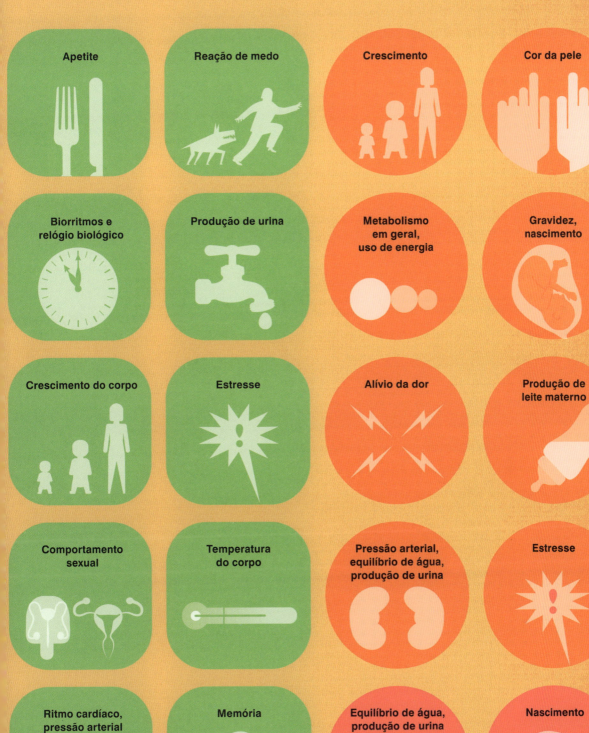

A QUÍMICA NO CONTROLE

O sangue não se limita apenas a nutrir e distribuir, ele também é uma enorme rede de estradas que espalha hormônios pelo corpo. Cada hormônio vem de uma glândula endócrina específica, sendo uma pequena substância química transportada pelo sangue. Ele atinge cada cantinho, mas afeta apenas certos tecidos e órgãos, conhecidos como seus alvos.

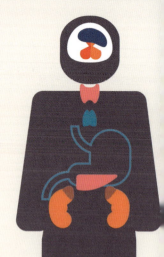

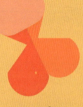

PITUITÁRIA
"Glândula mestra" do sistema hormonal
Produtos
Mais de dez hormônios e substâncias similares (ver página anterior)
Alvos
A maioria das partes do corpo, de células a grandes órgãos
Tamanho
15 mm x 10 mm

PINEAL
Regula padrões de sono e vigília, biorritmos
Produtos
Melatonina
Alvos
A maioria das partes do corpo, especialmente o cérebro
Tamanho
9 mm x 6 mm

TIREOIDE
Regula o metabolismo, a velocidade dos processos corporais, controla os níveis de cálcio no sangue
Produtos
Tiroxina, tri-iodotironina, calcitonina
Alvos
A maioria das células do corpo
Tamanho
100 mm x 30 mm

PARATIREOIDES
Controlam os níveis de cálcio no sangue
Produtos
Hormônio paratireoidiano
Alvos
A maioria das células do corpo
Tamanho
6 mm x 4 mm

PÂNCREAS
Regula a glicose no sangue (ver página seguinte)
Produtos
Insulina, glucagon
Alvos
A maioria das células do corpo
Tamanho
13 cm x 4 cm

ESTÔMAGO
Libera ácido e outros sucos digestivos
Produtos
Gastrina, colecistoquinina, secretina
Alvos
Estômago, pâncreas, vesícula biliar
Tamanho
30 cm x 15 cm

ADRENAL 1: EXTERNA (CÓRTEX)
Regula os níveis de água e minerais, reações ao estresse, desenvolvimento sexual, atividade sexual
Produtos
Aldosterona, cortisol, hormônios sexuais
Alvos
Rins e sistema digestório, a maioria das partes do corpo, órgãos sexuais
Tamanho
A glândula toda: 5 cm x 3 cm

ADRENAL 2: INTERNA (MEDULA)
Prepara o corpo para a ação (medo, luta, fuga)
Produtos
Adrenalina e hormônios similares
Alvos
Muitas partes do corpo
Tamanho
A glândula toda: 5 cm x 3 cm

TIMO
Estimula os glóbulos brancos a combaterem doenças
Produtos
Timosina e hormônios similares
Alvos
Glóbulos brancos
Tamanho
5 cm x 5 cm na infância, encolhe no adulto

RIM
Equilíbrio de água e minerais, pressão arterial, produção de glóbulos vermelhos
Produtos
Renina (uma enzima), eritropoietina
Alvos
Rins e circulação sanguínea, medula óssea
Tamanho
12 cm x 6 cm

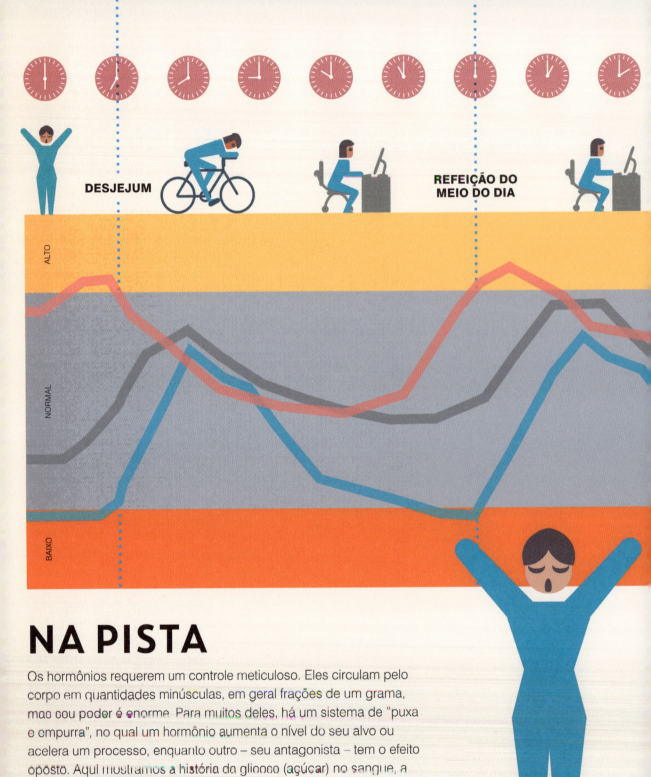

NA PISTA

Os hormônios requerem um controle meticuloso. Eles circulam pelo corpo em quantidades minúsculas, em geral frações de um grama, mas seu poder é enorme. Para muitos deles, há um sistema de "puxa e empurra", no qual um hormônio aumenta o nível do seu alvo ou acelera um processo, enquanto outro – seu antagonista – tem o efeito oposto. Aqui mostramos a história da glicose (açúcar) no sangue, a fonte de energia que toda célula do corpo precisa para se manter viva e fazer o seu trabalho, e como seus níveis são mantidos sob controle por dois hormônios pancreáticos.

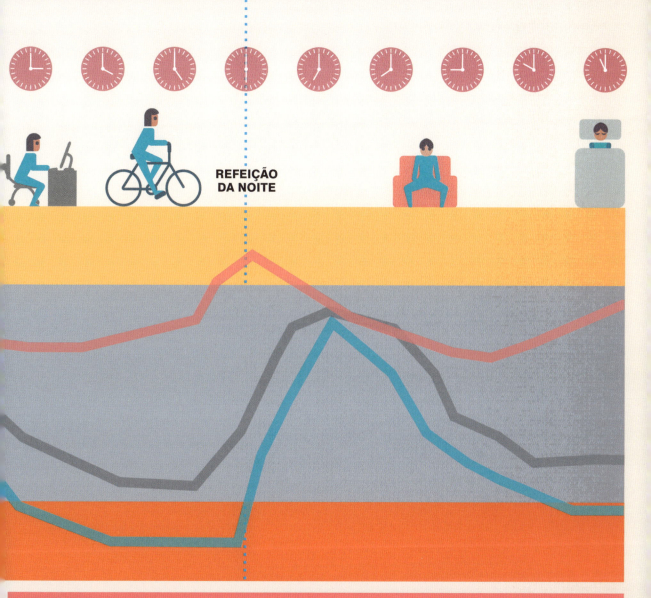

GLUCAGON
Fonte: Células alfa nas ilhotas do pâncreas.
Função: Aumenta o nível de glicose no sangue, mandando o fígado converter glicogênio (amido) em glicose.
Níveis: O glucagon diminui quando os outros aumentam, e com um intervalo de tempo maior, 1-2 horas.

GLICOSE DO SANGUE
Fonte: Alimentos e bebidas, especialmente os açucarados e com amido (carboidratos).
Função: Fornece energia para os processos metabólicos em toda célula.
Níveis: Aumenta depois que o alimento é ingerido (especialmente quando ele é rico em carboidratos) e cai com a atividade.

INSULINA
Fonte: Células beta nas ilhotas do pâncreas.
Função: Diminui o nível de glicose no sangue, encorajando sua absorção pelas células e sua conversão em glicogênio no fígado.
Níveis: A insulina segue a glicose, alguns minutos depois.

BUSCANDO O EQUILÍBRIO

O equilíbrio de água e minerais é vital para a boa saúde. À medida que o corpo come, bebe, respira, sua, se exercita, etc., é possível que haja um desequilíbrio. Vários órgãos e hormônios trabalham juntos para garantir que isso não aconteça e que o *status quo* seja mantido.

HIPOTÁLAMO
Detecta os níveis de água e minerais no sangue, produz alguns hormônios, incluindo o ADH (*anti-diuretic hormone*, em inglês – hormônio antidiurético, também chamado vasopressina)

PITUITÁRIA
Produz, armazena e libera hormônios, incluindo o ADH

Rins
Produzem renina. Filtram impurezas do sangue. Contêm cerca de um milhão de microfiltros chamados de néfrons

Dejetos, água e minerais são filtrados para o túbulo

Sob controle hormonal (ADH, aldosterona, ANP), um pouco de água e minerais é levado de volta para o sangue, de acordo com as necessidades do corpo

O sangue não filtrado flui através de um novelo de capilares

A urina vai para a bexiga

BAIXA PRESSÃO ARTERIAL

Quando os níveis de água no sangue diminuem e a pressão arterial cai

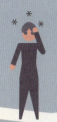

A glândula pituitária libera ADH (hormônio antidiurético ou vasopressina)

PRESSÃO ARTERIAL AUMENTA

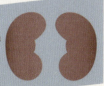

A renina liberada pelos rins converte a AT1 (angiotensina 1) do fígado em AT2

O ADH atinge os rins para fazê-los retirar mais água da urina para o sangue

Vasos sanguíneos mais estreitos e mais água no sangue

A AT2 estreita os vasos sanguíneos para aumentar a pressão arterial e estimula a glândula adrenal a liberar aldosterona

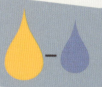

O ADH também estreita os vasos sanguíneos para aumentar a pressão arterial

A aldosterona atinge os rins para que eles retirem mais água da urina para o sangue

---

Atinge os rins para que eles retirem menos água da urina

Menos água vai dos rins para o sangue, e assim o volume de sangue diminui

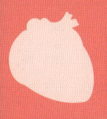

O ANP (peptídeo natriurético atrial) produzido nos átrios (câmaras superiores) do coração é liberado

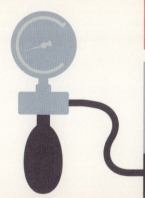

PRESSÃO ARTERIAL CAI

ALTA PRESSÃO ARTERIAL

Quando os níveis de água no sangue aumentam e os vasos sanguíneos são estreitados

O CORPO PENSANTE

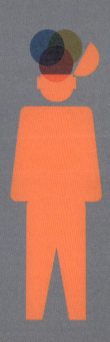

O CÉREBRO EM NÚMEROS

O cérebro possui uma grande variedade de tamanhos (o médio é mostrado aqui), e não existe uma relação simples entre suas dimensões e a inteligência. Apesar da aparência estática e inerte do cérebro, ele fervilha com atividade nervosa elétrica e química, tornando-o – em média – o órgão mais faminto de energia do corpo todo.

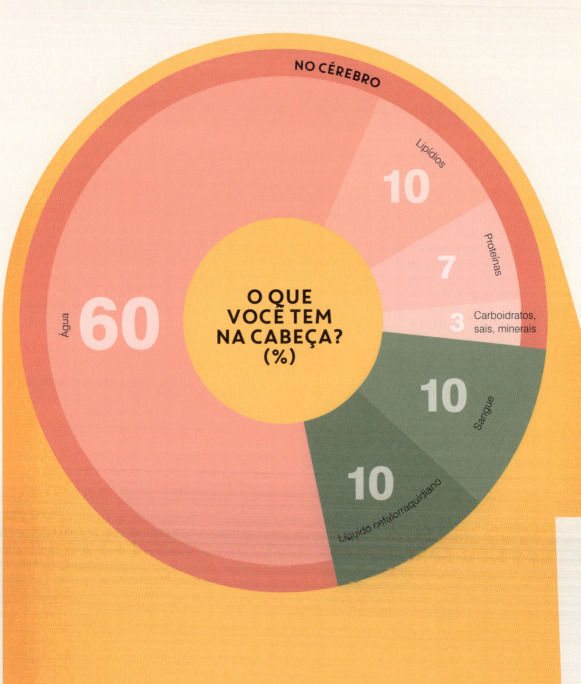

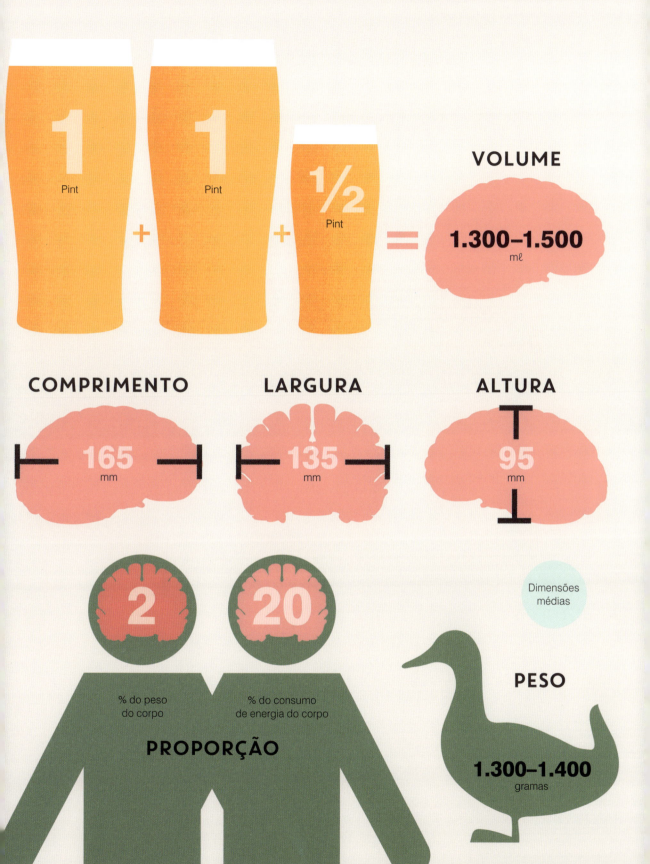

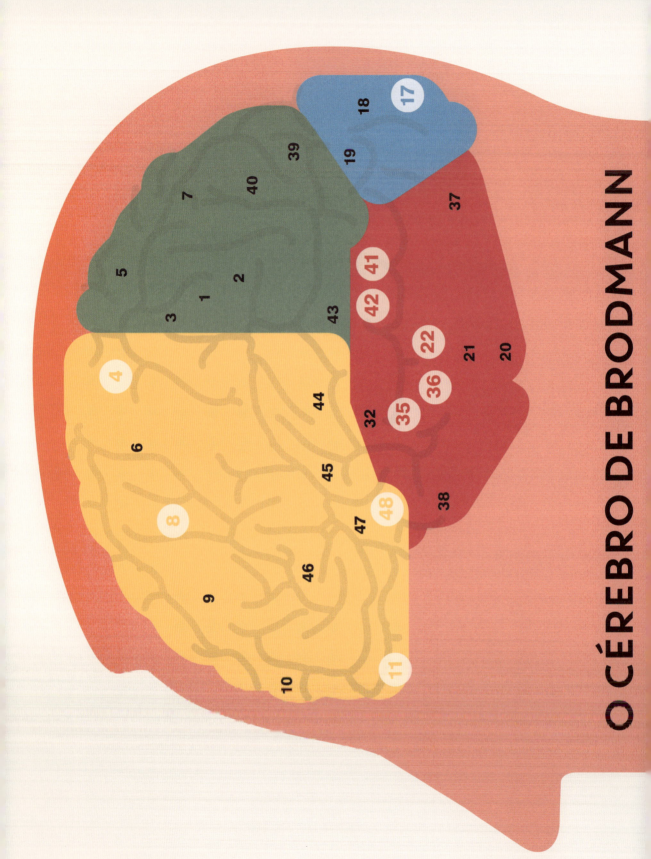

Olhe bem, mas bem de perto para o córtex (a principal superfície enrugada do cérebro). Seus neurônios microscópicos não são todos iguais. Formas, números, tamanhos e organização em seis camadas variam como uma colcha de retalhos, que são os chamados áreas de Brodmann, e cada uma tem um número e finalidades próprios. Segue uma seleção das principais áreas e funções.

4 MOVIMENTOS **Córtex motor primário**
Ordena a contração dos músculos para realizar movimentos.

8 DECISÕES **Córtex pré-frontal**
Um entre vários locais que envolvem dúvidas, decisões e incerteza.

11 RECOMPENSA **Córtex pré-frontal**
Um entre vários locais onde se toma decisões e considera recompensas, e há reflexão e memória de longo prazo.

17 VISÃO **Córtex visual primário**
Destino principal para mensagens dos olhos referentes à visão.

22 FALA **Entender palavras**
Área de Wernicke (lado esquerdo), ambiguidade (lado direito).

35, 36 VISÃO & MEMÓRIA **Córtex temporal**
Permite que os objetos vistos sejam reconhecidos e ganhem significado.

41, 42 AUDIÇÃO **Córtex auditivo primário**
Destino principal para mensagens dos ouvidos referentes à audição.

48 CONSCIÊNCIA **Córtex pré-frontal**
Um entre vários locais para a memória funcional, consciência, atenção e concentração.

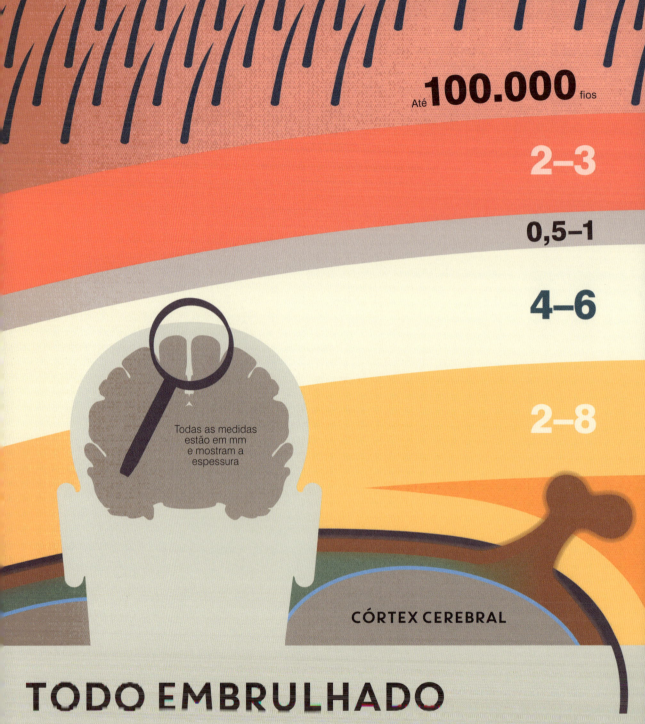

Até **100.000** fios

2–3

0,5–1

4–6

2–8

Todas as medidas estão em mm e mostram a espessura

CÓRTEX CEREBRAL

TODO EMBRULHADO

O cérebro é a parte mais preciosa do corpo e está bem protegido por muitas camadas naturais ao seu redor. Elas proporcionam uma combinação delicada e entrelaçada de força, segurança, amortecimento e flexibilidade. As três camadas principais são a dura, a aracnoide e a pia, chamadas meninges (uma camada, no singular, é chamada meninge). Camadas extras podem ser acrescentadas externamente, como um capacete...

ESPAÇO SUBDURAL
Esse é um "espaço em potencial", pois a dura-máter costuma estar colada na aracnoide, e as duas só se separam devido a problemas (doenças, ferimentos).

CABELO
São filamentos à base de queratina. Cada fio se renova depois de 3-5 anos.

COURO CABELUDO
Feito sobretudo das proteínas colágeno, elastina e queratina, se renova depois de 4 semanas.

PERIÓSTEO
Membrana exterior dura que cobre o tecido ósseo.

OSSOS DO CRÂNIO
A caixa craniana, a parte que cobre o cérebro, consiste em oito ossos cranianos conectados por articulações firmes e soldadas chamadas suturas.

MENINGE 1: DURA-MÁTER
Seu nome vem do latim e significa "mãe dura"; essa camada é um invólucro externo reforçado que envolve as outras meninges e o cérebro. Constituído de fibras densas dispostas em camadas chamadas lâminas, sustenta vasos sanguíneos e várias bolsas de sangue (seios).

0,1–3

MENINGE 2: ARACNOIDE
A camada "mãe aranha" é uma delicada teia esponjosa de colágeno, outros tecidos conjuntivos e fluidos. É um colchão flexível, uma espécie de espuma que absorve o impacto de choques com a cabeça.

0,1

MENINGE 3: PIA-MÁTER
A rede ou teia de fibras da "mãe suave" é a última linha de defesa contra o contato com o córtex e acompanha de perto os contornos da superfície do cérebro.

0,3–8

ESPAÇO SUBARACNOIDEO
Contém líquido cefalorraquidiano e é um colchão de fluido móvel que absorve o impacto de choques com a cabeça.

O CÉREBRO EM RECORTE

Um montinho enrugado de massa cinza e branca com algumas coisas enroladas dentro não impressiona muito. No entanto, ele é o centro de controle do corpo físico, o coordenador-chefe do corpo químico, a sede da mente do corpo mental, o banco de memória, a origem das emoções e o quartel-general da vigília consciente em tempo real.

TELENCÉFALO	Grande domo superior enrugado, dividido em dois hemisférios. Forma 80% do cérebro todo em volume **Conteúdo:** sobretudo massa branca, fibras nervosas (axônios) **Função:** liga o córtex ao resto do cérebro
CORPO CALOSO	Faixa de 10 cm de comprimento que conecta os hemisférios direito e esquerdo **Conteúdo:** mais de 200 milhões de fibras nervosas **Função:** informa a cada lado do cérebro o que o outro está fazendo – literalmente
MESENCÉFALO	Equivale a 10% do volume do cérebro todo **Conteúdo:** uma mistura de neurônios e fibras **Função:** ocupa-se sobretudo da manutenção automática do corpo
TÁLAMO	Volumes ovais iguais medindo 5-6 cm **Conteúdo:** neurônios e fibras organizados em áreas chamadas núcleos **Função:** "porteiro" do córtex e da mente consciente

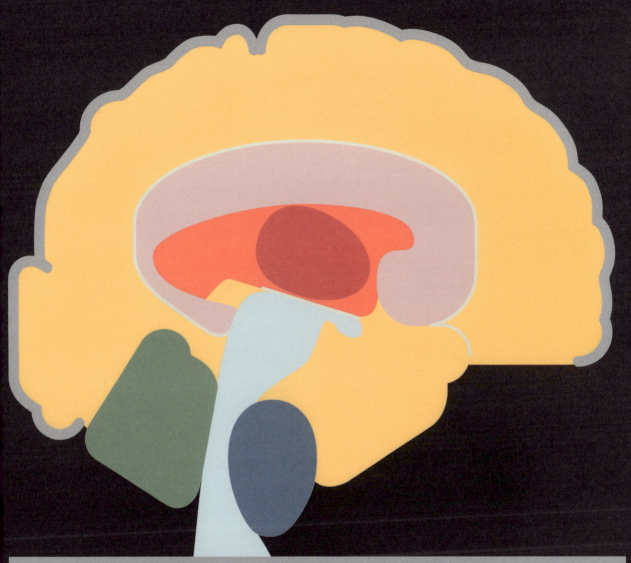

CÓRTEX CEREBRAL	Cobertura cinzenta e fina do cérebro **Conteúdo:** 20 bilhões de células nervosas (neurônios) **Função:** sede da consciência e da maioria dos processos mentais conscientes
TRONCO ENCEFÁLICO	Parte mais baixa do cérebro, fundindo-se com a medula espinhal abaixo **Conteúdo:** mistura de neurônios e fibras **Função:** sede dos centros responsáveis pela respiração e batimentos cardíacos (ver p. 128 e 132)
PONTE	Tamanho: 2-3 cm de altura **Conteúdo:** sobretudo fibras nervosas **Função:** ligação entre as partes inferiores e superiores do cérebro
CEREBELO OU "PEQUENO CÉREBRO"	Equivale a 10% do volume do cérebro todo **Conteúdo:** mais de 50 bilhões de fibras nervosas **Função:** envolvido no movimento e na coordenação (ver página seguinte)

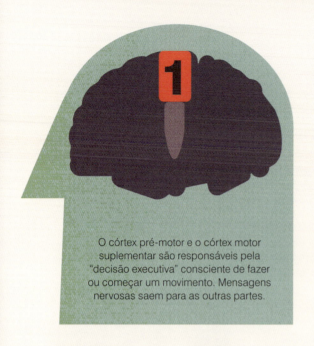

O córtex pré-motor e o córtex motor suplementar são responsáveis pela "decisão executiva" consciente de fazer ou começar um movimento. Mensagens nervosas saem para as outras partes.

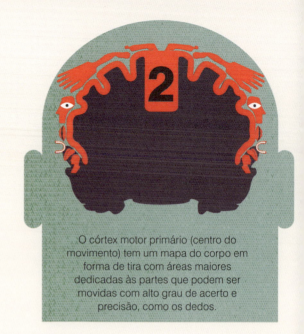

O córtex motor primário (centro do movimento) tem um mapa do corpo em forma de tira com áreas maiores dedicadas às partes que podem ser movidas com alto grau de acerto e precisão, como os dedos.

MEXA-SE

Os movimentos parecem algo muito simples: é só pensar neles, e eles acontecem. Mas o processo envolve várias partes do cérebro que trocam mensagens, especialmente faixas da superfície como o córtex motor, também o cerebelo na parte de trás, o tálamo no centro, os gânglios basais, que são pequenas partes nas profundezas do cérebro, entre outras. E ainda há a jornada do cérebro por meio dos nervos até os músculos, para fazê-los se contraírem, puxando os ossos e movimentando-os. Portanto, em geral, não é tão simples...

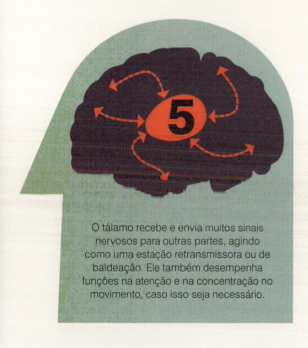

O tálamo recebe e envia muitos sinais nervosos para outras partes, agindo como uma estação retransmissora ou de baldeação. Ele também desempenha funções na atenção e na concentração no movimento, caso isso seja necessário.

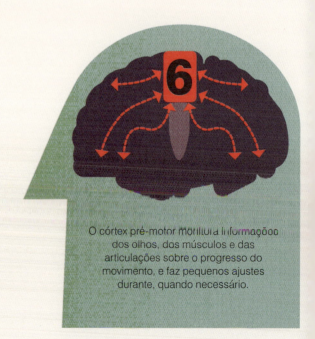

O córtex pré-motor monitora informações dos olhos, dos músculos e das articulações sobre o progresso do movimento, e faz pequenos ajustes durante, quando necessário.

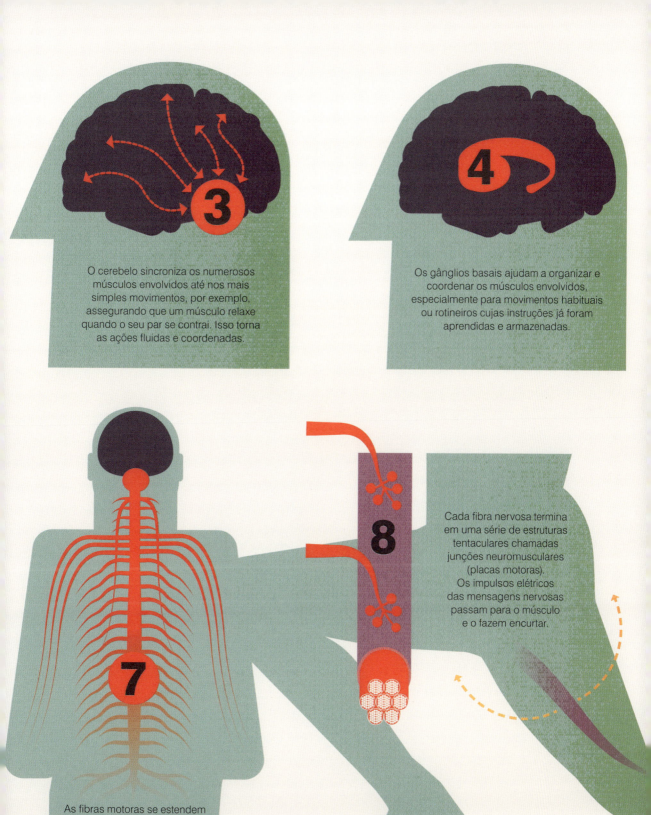

ESQUERDA OU DIREITA?

Os dois lados do cérebro parecem quase idênticos. Mas na maneira de trabalhar e no que controlam, eles não são iguais. Algumas dessas diferenças têm relação com o fato de a pessoa ser destra ou canhota. Elas estão relacionadas a como o cérebro aprende a fazer várias tarefas. E algumas diferenças vêm "de fábrica" nos circuitos nervosos do cérebro. O termo geral para isso é lateralização das funções cerebrais, embora as pesquisas mostrem cada vez mais que as diferenças são mais complexas do que se imaginava.

O dia 13 de agosto é o Dia do Canhoto

Egoísta
Tende a interagir consigo mesmo mais do que com o hemisfério direito.

Falante
Tende a dominar linguagem, vocabulário, sintaxe, gramática, especialmente nas pessoas destras.

Na maioria das comunidades, em média, **1 em cada 10 pessoas é canhota**, o que significa que usa preferencialmente a mão esquerda, em especial para tarefas que exijam destreza e manipulação delicada. No entanto, essa média disfarça uma variação ampla, de 1 canhoto em 4 até 1 em 50.

Apesar de muitos mitos afirmarem o contrário, existe pouca evidência concreta que mostre que uma proporção maior de pessoas com dons artísticos, musicais e criativos em geral é canhota.

Canhotos tendem a realizar manipulações melhor com a mão direita do que destros com a mão esquerda.

Duro
Em geral, dizem que se encarrega de processos analíticos "duros", como tarefas numéricas, cálculos, fórmulas, lógica, raciocínio passo a passo, categorização, definições, eficiência, ciência e tecnologia.

MAS pesquisas recentes demonstram que isso não é claramente definido como se imaginava

| 1 | 2 | 3 | 4 | 5 | 6 | 7 | 8 | 9 | 10 |

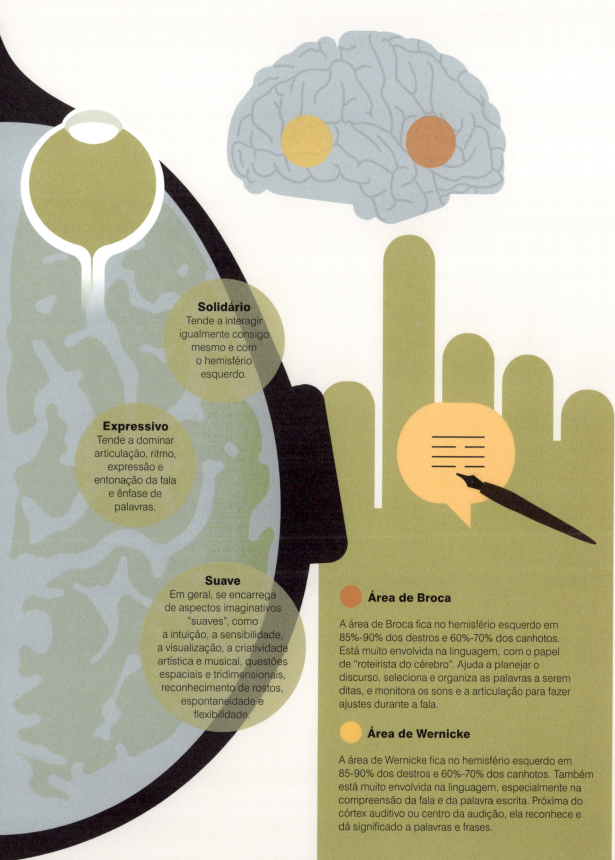

O CÉREBRO LÍQUIDO

É verdade: o cérebro é, em sua maior parte, meleca. Esse órgão tão vital é composto por 75% de água, encontrada sobretudo dentro das células e entre elas. Além do cérebro, quase todo o resto do conteúdo do crânio também é à base de água. Os principais líquidos ali são o sangue e uma substância curiosa, própria do sistema nervoso, conhecida como LCR, líquido cefalorraquidiano, que circula lentamente por câmaras chamadas ventrículos – porque o cérebro é oco!

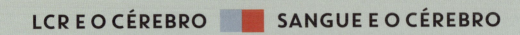

LCR E O CÉREBRO **SANGUE E O CÉREBRO**

Volume no cérebro a qualquer momento (ml)

150 **120**

O LCR proporciona proteção física e amortecimento, remove detritos, ajuda a regular a pressão arterial no cérebro e fornece alguns nutrientes.

Origem: plexos coroides que revestem os ventrículos cerebrais.

Destino: absorvido no espaço subaracnoideo e pelas veias.

O sangue fornece oxigênio, energia (glicose), nutrientes e minerais, remove detritos, distribui calor e combate infecções.

Origem: ventrículo esquerdo do coração pela carótida interna (80%) e artérias vertebrais (20%).

Destino: ventrículo direito do coração pelas veias jugulares.

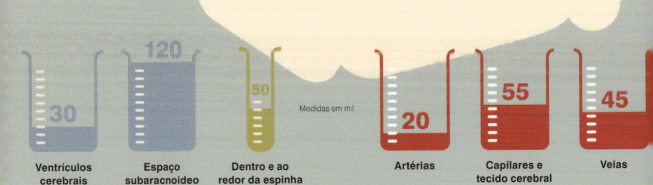

Medidas em ml

- 30 — Ventrículos cerebrais
- 120 — Espaço subaracnoideo do cérebro
- 50 — Dentro e ao redor da espinha dorsal
- 20 — Artérias
- 55 — Capilares e tecido cerebral
- 45 — Veias

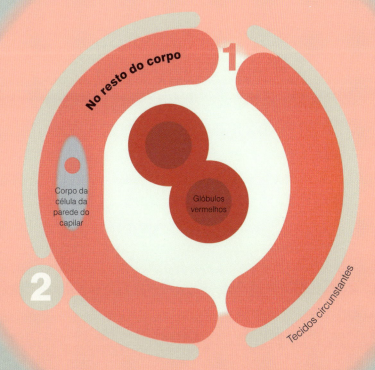

A BARREIRA HEMATOENCEFÁLICA

O cérebro tem uma proteção especial contra elementos nocivos no sangue, como muitos tipos de germes e substâncias químicas tóxicas. É a barreira sangue-cérebro ou hematoencefálica. Ela se baseia em três diferenças entre os capilares do cérebro e os comuns, encontrados no resto do corpo.

1 **Entre as células que formam a parede do capilar**
No cérebro: nenhum espaço
No resto do corpo: espaços

2 **Membrana da base da parede do capilar**
No cérebro: contínua
No resto do corpo: espaços

3 **Células protetoras ao redor dos capilares**
No cérebro: astrócitos, células protetoras
No resto do corpo: nada

INTERNET NA CABEÇA

As principais micropeças do cérebro são as células nervosas ou neurônios, mais de 100 bilhões deles. O cerebelo, na parte inferior traseira, contém a maioria, e o córtex contém uns 20 bilhões. Mas eles não são o único tipo de célula no cérebro. As células nervosas são tão delicadas e específicas que precisam de ajuda e apoio, recebidos das células gliais. As células gliais (glial quer dizer "cola") são umas 20 vezes mais numerosas que os neurônios e fazem bem mais do que apenas mantê-los unidos. Os tipos de células gliais incluem astrócitos, oligodendrócitos e células microgliais.

ASTRÓCITOS
Essas células sustentam os neurônios fisicamente e também fornece energia, nutrientes e outras necessidades; mantêm e afetam sinapses; ajudam na barreira sangue-cérebro; e reparam neurônios e outras células gliais.

OLIGODENDRÓCITOS
Essas células produzem a cobertura gordurosa da bainha de mielina dos axônios (ver página 152), sustentam os neurônios fisicamente e fornecem nutrientes.

CÉLULAS MICROGLIAIS
São as "defensoras locais" especializadas. Como os glóbulos brancos, elas caçam e removem invasores, partes danificadas das células cerebrais e outros materiais indesejados.

250.000 milhões

Rapidinhas!
As microgliais são as células mais velozes do cérebro (exceto aquelas que são carregadas por algum fluxo, como o sanguíneo). Elas correm a 0,1 mm por hora. Nessa velocidade, levam quatro dias para percorrer 1 cm. Suas extensões podem se alongar ou encurtar com o dobro dessa velocidade.

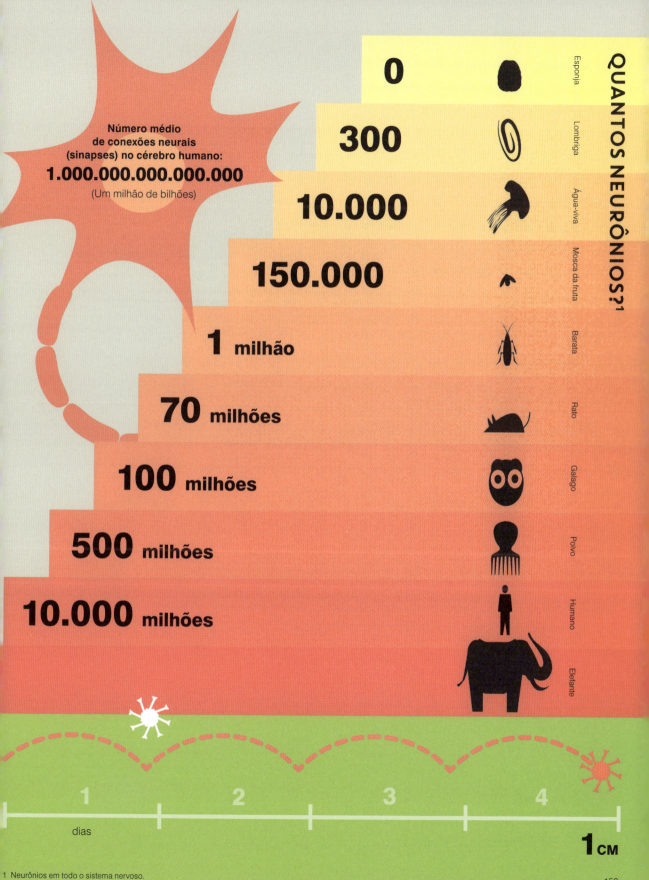

O SUBCÉREBRO

Por baixo do grande domo enrugado formado pelos hemisférios direito e esquerdo, e na frente do "minicérebro", o cerebelo, ficam o mesencéfalo, o tronco encefálico e outras partes pouco familiares. Elas trabalham constantemente para manter os sistemas automáticos do corpo funcionando sem falhas e transmitir informações entre os centros conscientes do cérebro superior e o resto do corpo, bem como para desempenhar suas próprias tarefas secretas e misteriosas.

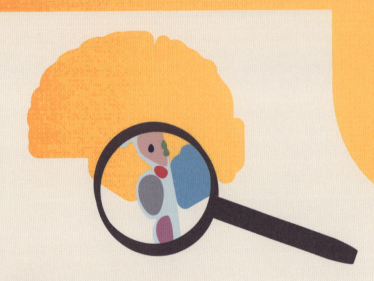

Núcleo rubro
Alguns aspectos automáticos do movimento, como balançar os braços ao andar ou correr.

Substância negra
Faz parte do mesencéfalo. Planejamento e execução de movimentos, coordenação dos movimentos dos olhos e da cabeça, prazer, busca de recompensa e comportamento compulsivo.

Teto
Essa parte do mesencéfalo processa informações auditivas e visuais e cuida dos movimentos oculares.

Ponte
Esse elo entre as partes inferiores e superiores do cérebro está envolvido em muitos processos de vários tipos, por exemplo, respiração, reflexos básicos como deglutição e micção, visão e outros sentidos principais, movimentos faciais, sono e sonhos.

Cerebelo
Principal sede dos movimentos, equilíbrio e coordenação.

Medula
Também chamada de medula oblonga, se funde com a espinha dorsal abaixo dela e está envolvida em muitos processos automáticos (autônomos ou involuntários), ações e reflexos, incluindo ritmo cardíaco, respiração, pressão arterial, atividade digestiva, espirros, tosse, deglutição e vômito.

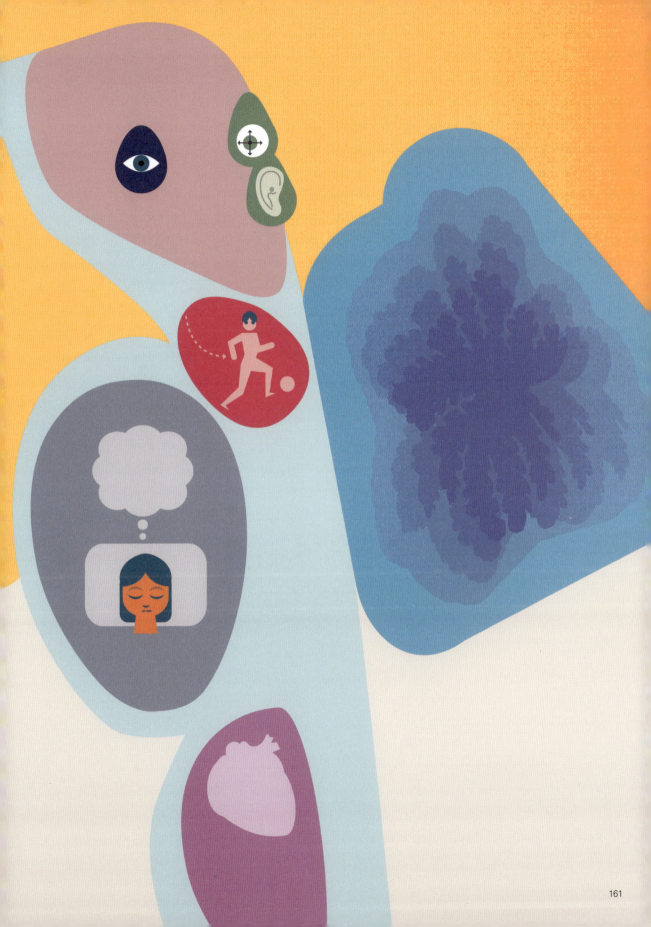

CABEÇA GRANDE

O MAIOR CÉREBRO

Bichos maiores, em geral, têm o cérebro maior. Mas nem sempre são mais inteligentes, ao menos pelos nossos parâmetros de inteligência. Uma baleia-branca não consegue jogar xadrez ou memorizar os planetas do sistema solar. (Porém, um ser humano não consegue caçar lulas gigantes a um quilômetro de profundidade no oceano.) As medidas de peso estão em gramas.

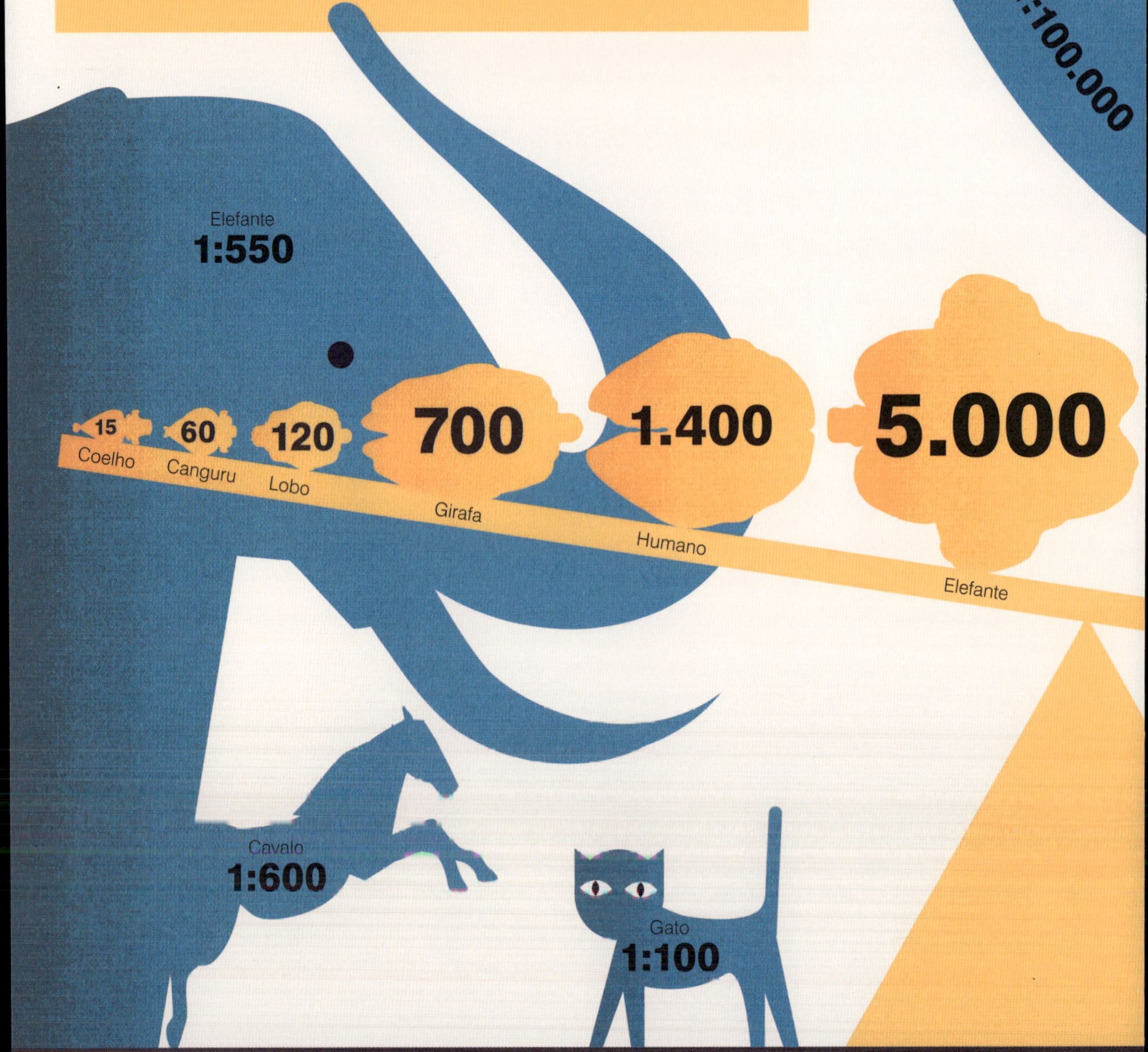

Diplodoco 1:100.000

Elefante 1:550

Coelho 15
Canguru 60
Lobo 120
Girafa 700
Humano 1.400
Elefante 5.000

Cavalo 1:600

Gato 1:100

MAIORES CÉREBROS EM RELAÇÃO AO TAMANHO DO CORPO

Comparar o tamanho do cérebro com o do corpo fornece outra medida que parece estar mais relacionada com a inteligência. Animais com uma razão maior demonstram características como planejamento, solução de problemas e adaptação comportamental a novas situações. Razão da massa do cérebro para a do corpo.

Golfinho
1:100

Andorinha
1:15

Tubarão
1:2.500

Tupaia
1:10

7.500
Baleia-branca

Humano
1:40

Formiga
1:7

CRUZAMENTO DOS SENTIDOS

O cérebro normalmente processa os principais sentidos separadamente. Mas às vezes eles se misturam ou se associam. Isso pode acontecer com qualquer um, por exemplo, um determinado som deflagra um certo gosto na boca, ou um cheiro específico traz à mente lembranças de muito tempo atrás. Em algumas pessoas, essa fusão sensorial é mais frequente e conhecida como sinestesia. Palavras têm cores (até quando estão impressas em preto), formas provocam sabores, certos tipos de toque estimulam sons.

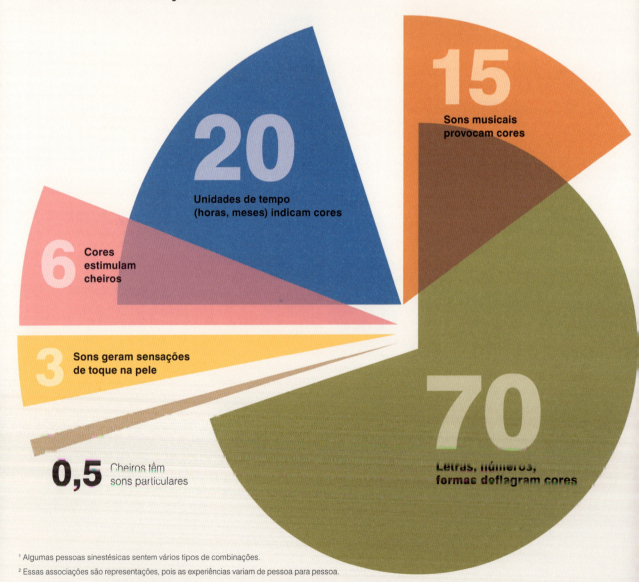

% DE PESSOAS SINESTÉSICAS[1]
POR COMBINAÇÃO EXPERIENCIADA

- 20 Unidades de tempo (horas, meses) indicam cores
- 15 Sons musicais provocam cores
- 6 Cores estimulam cheiros
- 3 Sons geram sensações de toque na pele
- 70 Letras, números, formas deflagram cores
- 0,5 Cheiros têm sons particulares

[1] Algumas pessoas sinestésicas sentem vários tipos de combinações.
[2] Essas associações são representações, pois as experiências variam de pessoa para pessoa.

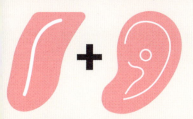

COMBINAÇÕES DE SABOR E SOM[2]
Em alguns casos de sinestesia, um som pode deflagrar um sabor específico na boca.

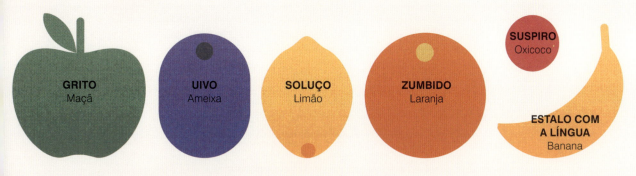

MESES COLORIDOS[2]
Em outros casos, um mês é associado a uma cor.

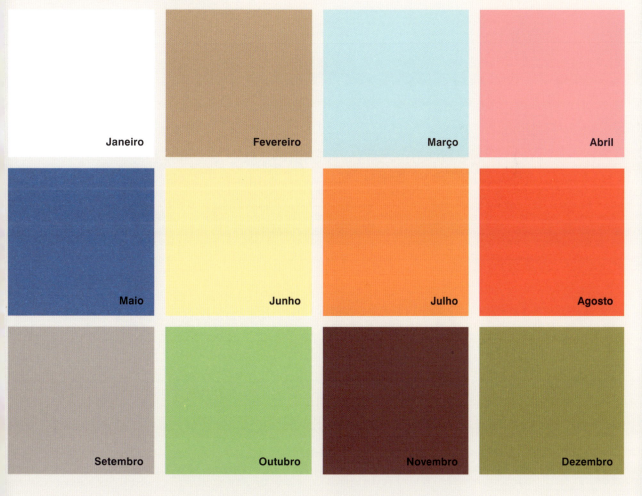

A MEMÓRIA EM NÚMEROS

A memória é imensa. O cérebro retém não apenas fatos e informações, como o número de telefone de um amigo ou quem escreveu *A origem das espécies*.[1] Ele também lembra rostos, cenas, sons, cheiros, toques na pele, habilidades e padrões de movimentos, como escrever e andar de bicicleta, além das emoções e dos sentimentos que experimentamos. Essas são comparações bastante simplificadas da capacidade de armazenamento de cérebros e computadores. Mas o tamanho da "memória operacional" (em computadores, a memória RAM) e as velocidades do armazenamento e busca de informações também são vitais.

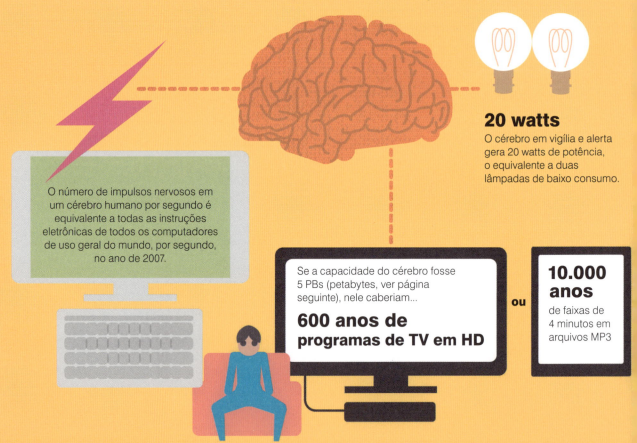

20 watts
O cérebro em vigília e alerta gera 20 watts de potência, o equivalente a duas lâmpadas de baixo consumo.

O número de impulsos nervosos em um cérebro humano por segundo é equivalente a todas as instruções eletrônicas de todos os computadores de uso geral do mundo, por segundo, no ano de 2007.

Se a capacidade do cérebro fosse 5 PBs (petabytes, ver página seguinte), nele caberiam...
600 anos de programas de TV em HD

ou

10.000 anos de faixas de 4 minutos em arquivos MP3

QUÃO VELOZ É O CÉREBRO?

Uma medida da velocidade de processamento ou desempenho dos computadores são os FLOPS (*floating point operations*, em inglês), operações com ponto flutuante por segundo. Um FLOP pode ser um cálculo ou computação. Sendo que:

- O cérebro tem 100 milhões de células nervosas.
- Em média, cada célula nervosa se conecta com 1.000 outras.
- Cada sinapse, ou conexão entre neurônios, tem cerca de 20 formas diferentes.
- Os neurônios disparam até 200 sinais por segundo.

Multiplicando tudo isso, o ritmo do cérebro é de 400 petaFLOPS (petaFLOP = um milhão de bilhões, ou um quatrilhão de FLOPS). Isso equivale à velocidade dos supercomputadores, de 10-50 PFLOPS.

[1] Charles Darwin, livro publicado em 1859. Lembre-se disso.

QUANTA MEMÓRIA TEM?
Capacidades de armazenamento típicas de aparelhos do dia a dia

1 — Disco rígido de computador pessoal

100–200 — Disco rígido de TV que grava em HD

150 — Texto de 1 página em formato A4

8–64 — Cartão de memória

16–64 — Tablet ou smartphone

10–100 — Supercomputador

1 sinapse do cérebro 0,0047

10–100 — Cérebro humano, segundo as estimativas mais baixas

1–10 — Cérebro humano, segundo as estimativas mais altas

B: Byte	Normalmente 8 bits, 1 unidade funcional de memória	
KB: Kilobyte	1.000 bytes	
MB: Megabyte	1.000 KB	1 milhão de bytes
GB: Gigabyte	1.000 MB	1 bilhão de bytes
TB: Terabyte	1.000 GB	1 trilhão de bytes
PB: Petabyte	1.000 TB	1 quatrilhão de bytes

O JOGO DA MEMÓRIA

De maneira talvez inconveniente, o cérebro não tem um "centro da memória" único. De fato, não existe um só tipo de memória, mas vários. Inúmeras partes do cérebro se ocupam de diferentes aspectos de seu aprendizado, armazenamento e busca. Essas partes também estão conectadas com outras regiões do cérebro, inclusive áreas das emoções. Assim, humores e estados emocionais, junto a fadiga, fome, distrações e muitos outros fatores, afetam demais a memória. No nível celular, a memória é um novo padrão de ligações e caminhos entre os bilhões de neurônios do cérebro.

Declarativa (explícita)
Precisa de consciência e esforço consciente para lembrar.
Episódica – eventos (episódios), com lugares, momentos, outras pessoas, sentimentos e emoções associados.
Semântica – conhecimentos gerais, fatos, conceitos, significados, geralmente explicáveis com palavras.

Procedimental (implícita)
Lembranças automáticas, sem pensar conscientemente nisso, como padrões de movimentos e processos mentais muito praticados.

Emocional
Lembranças com alto conteúdo emocional, excitação e sentimentos fortes, que recorrem por todo o corpo quando a lembrança é evocada.

Topográfica (visual-espacial)
Consciência e memória dos arredores, reconhecimento e localização de objetos e coisas, navegação de itinerários.

TIPOS DE MEMÓRIA

Córtex do movimento (motor)
Armazena a memória de movimentos (procedimental).

Córtex do tato (somatossensorial)
Armazena a memória do toque.

Córtex da audição
Armazena lembranças de sons.

Lobos frontais
Principais sedes da "memória funcional" de curto prazo, como a consciência topográfica. Armazenam informações associativas ligadas a outras áreas, ajudando a formar elementos de uma lembrança.

Córtex olfatório
Armazena lembranças de odores.

Córtex do paladar
Armazena lembranças de sabores.

Amígdala
Papel principal em formar lembranças com alto conteúdo de emoções e sentimentos (memória emocional). Tem um importante papel na consolidação da memória, convertendo a memória de curto em longo prazo (com o hipocampo).

Hipocampo
Tem um importante papel na consolidação da memória, convertendo a memória de curto em longo prazo (com a amígdala). Envolvido na memória espacial de objetos ao redor e na navegação (memória topográfica).

Córtex visual
Armazena lembranças de imagens.

Cerebelo
Armazena a memória de movimentos (procedimental).

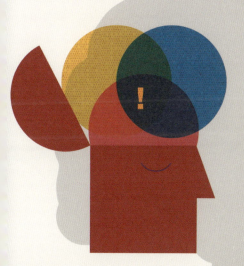

COMPARTILHANDO LEMBRANÇAS

Muitas partes do cérebro contêm aspectos ou componentes diferentes da memória. Por exemplo, o centro ou córtex visual armazena as informações baseadas em imagens que permitem que um objeto seja reconhecido, chamado pelo nome e incorporado em uma experiência memorizada maior. Muito da combinação de elementos da memória na mente consciente acontece nos lobos frontais.

O CÉREBRO EMOCIONAL

"Sério? Oh, não, que horror. Uma tragédia!" O corpo reage com fraqueza, tremores, instabilidade, talvez soluços. O humor é perturbado, a mente não consegue pensar direito ou tomar decisões sensatas. "Não, espere, não é verdade. Fantástico!" O moral melhora, o corpo salta de alegria. Gritos de angústia se transformam em deleite, e lágrimas de prazer substituem as de dor. De onde vêm emoções tão fortes no cérebro?

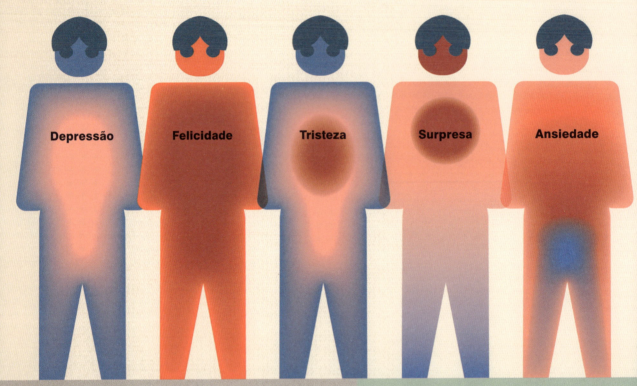

Depressão | Felicidade | Tristeza | Surpresa | Ansiedade

O SISTEMA LÍMBICO

Esse sistema é definido pela função, isto é, partes que contribuem para sentimentos, humores e emoções. (As partes têm várias outras tarefas também.)

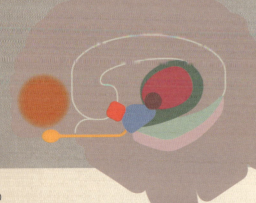

Hipocampo
Forma e exporta lembranças de longo prazo (mas não as armazena). Junto à amígdala, ajuda nos componentes emocionais da memória e sua busca.

Amígdala
Altamente ativa (junto ao hipocampo) em processar lembranças e sua busca. Responsável pelas emoções, tanto em tempo real quanto as lembradas e até as imaginadas.

Bulbo olfatório
Manda mensagens do olfato diretamente para a amígdala, o hipocampo e outras partes do sistema límbico. É por isso que odores e perfumes evocam emoções tão fortes e imediatas e lembranças poderosas.

ONDE AS EMOÇÕES SÃO SENTIDAS?

Cada pessoa tem sensações subjetivas sobre que partes do corpo são afetadas por fortes estados emocionais. As sensações podem ser mapeadas em uma figura do corpo.

Forte, quente, rápido, positivo
Neutro
Fraco, frio, lento, negativo

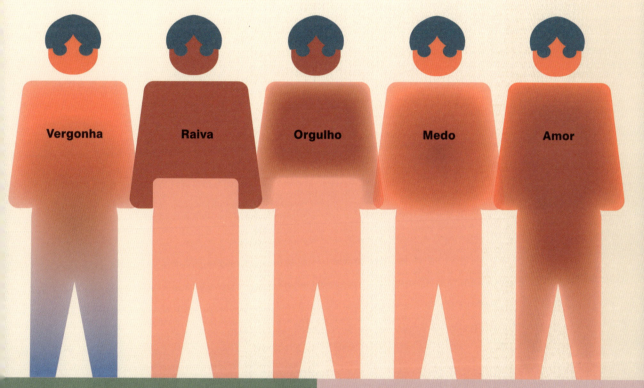

Vergonha · Raiva · Orgulho · Medo · Amor

Fórnix
Intermediária entre o hipocampo, o tálamo e os corpos mamilares. Contribui para os aspectos emocionais da memória.

Giro para-hipocampal
Lembrança e reconhecimento de cenas inteiras (e não apenas pessoas ou objetos) e o desencadear de reações emocionais.

Corpos mamilares
Envolvidos na memória episódica, a que lida com acontecimentos (episódios): lugares, momentos, pessoas, sentimentos.

Hipotálamo
Tende a se envolver nas expressões físicas das emoções, e não em gerá-las ou originá-las. Ligado a estados emocionais como asco, desprazer, e riso e lágrimas incontroláveis.

Tálamo
Estação de baldeação e centro de distribuição para outras áreas do sistema límbico.

Área límbica do lobo frontal
Região frontal, inferior, voltada para dentro da superfície do cérebro. Centro principal e área de associação para muitos tipos de memória, incluindo a consciência espacial e navegação. Área de transferência entre o hipocampo e as áreas ligadas a ele e o resto do córtex.

TEMPO CEREBRAL

O corpo tem seu próprio relógio biológico embutido, o NSQ ou núcleo supraquiasmático. Seus neurônios têm um ciclo próprio de atividade de 24 horas ou circadiano ("cerca de um dia"), aproximadamente. Essa atividade é sincronizada ou associada ao mundo exterior pela sequência natural da luz do dia e da escuridão, detectada pelos olhos, os quais "acerta" o relógio. O NSQ controla e coordena biorritmos no corpo todo, da temperatura corporal e níveis hormonais até apetite, digestão, remoção de detritos e ciclo de sono e vigília.

22-23H00 — Dormir até 6-7h00

22-23H00 — Produção de urina e de fezes lenta

21-22H00 — Queda mais rápida da pressão arterial

18-19H00 — Temperatura corporal e pressão arterial mais altas — 37,5°c

16-17H00 — Ritmo cardíaco mais acelerado, maior potência muscular e resistência

15-16H00 — Tempos de reação mais rápidos

NSQ — Glândula pineal

Acertando o relógio: 1
A luz do dia é o principal sinal ambiental. Os níveis luminosos são detectados pelas células do gânglio na retina, que envia mensagens quase diretamente para o NSQ. Outras pistas estão na página ao lado.

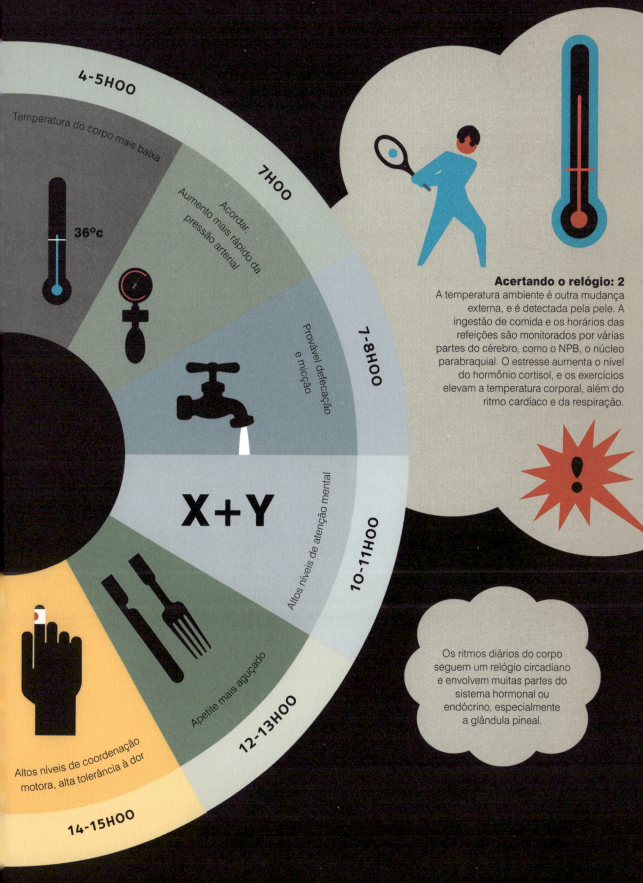

VAMOS DORMIR

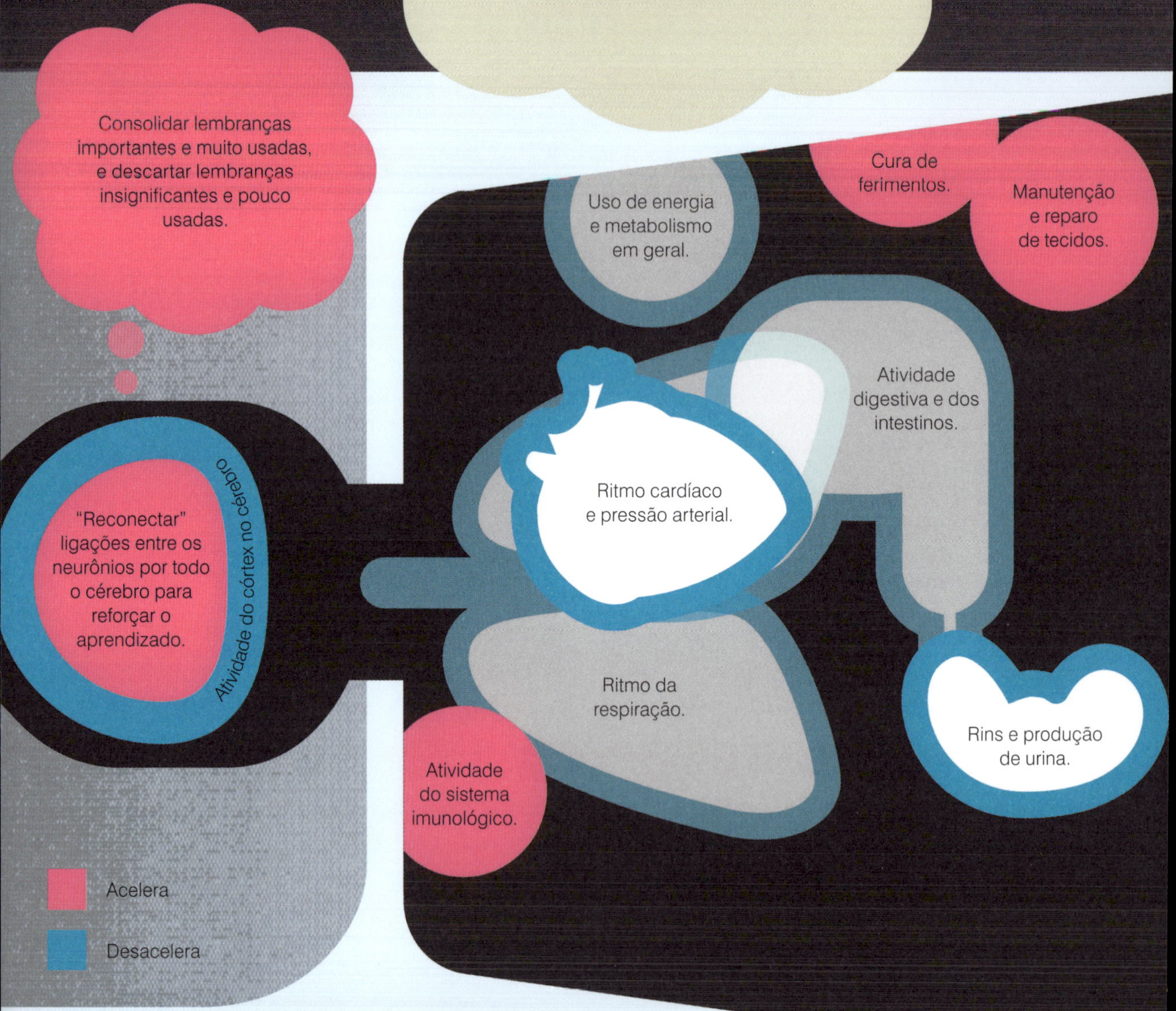

Consolidar lembranças importantes e muito usadas, e descartar lembranças insignificantes e pouco usadas.

Uso de energia e metabolismo em geral.

Cura de ferimentos.

Manutenção e reparo de tecidos.

Atividade digestiva e dos intestinos.

Ritmo cardíaco e pressão arterial.

"Reconectar" ligações entre os neurônios por todo o cérebro para reforçar o aprendizado.

Atividade do córtex no cérebro

Ritmo da respiração.

Rins e produção de urina.

Atividade do sistema imunológico.

- Acelera
- Desacelera

NÍVEIS HORMONAIS

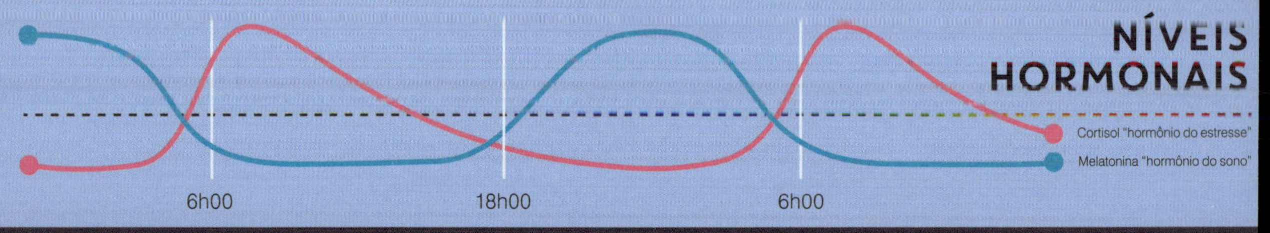

6h00 — 18h00 — 6h00

- Cortisol "hormônio do estresse"
- Melatonina "hormônio do sono"

Nós passamos um terço de nossas vidas dormindo, principalmente devido à melatonina da glândula pineal presente no cérebro. O sono acontece em fases que vão de leves ou superficiais a profundas, além de uma fase renegada chamada REM, quando os sonhos acontecem. EEGs, eletroencefalogramas, são registros da atividade elétrica do cérebro que rastreiam números, locais e padrões dos sinais nervosos. Cada fase do sono e do processo mental principal tem um traço característico no EEG. Durante tudo isso, o cérebro certamente não descansa; ele está especialmente ocupado processando lembranças. Órgãos de subsistência como o coração, os pulmões, o sistema digestório e os rins relaxam. Os sistemas imunológico e de manutenção de tecidos aumentam a atividade e se apressam com suas tarefas.

FASES DO SONO

1 Leve
Corpo: músculos podem ter espasmos, especialmente os dos olhos, rosto e membros
EEG: Onda teta
5-10

2 Médio
Corpo: o relaxamento e a imobilidade aumentam gradualmente
EEG: Fusos do sono, complexos K
45-50

3 Profundo
Corpo: toda a atividade e os movimentos no nível mais baixo
EEG: Ondas delta (onda lenta do sono)
15-25

4 REM
Corpo: os olhos se movem rapidamente sob as pálpebras fechadas, a atividade e os movimentos do corpo são irregulares, por exemplo, com espasmos
EEG: Ondas alfa e teta
15-20

% do total de tempo de sono
(Nos adultos; as quantidades aumentam para os mais jovens)

NECESSIDADE DE SONO REM

As necessidades de sono variam muito entre indivíduos. Ter sono REM suficiente é bem importante para uma boa saúde.

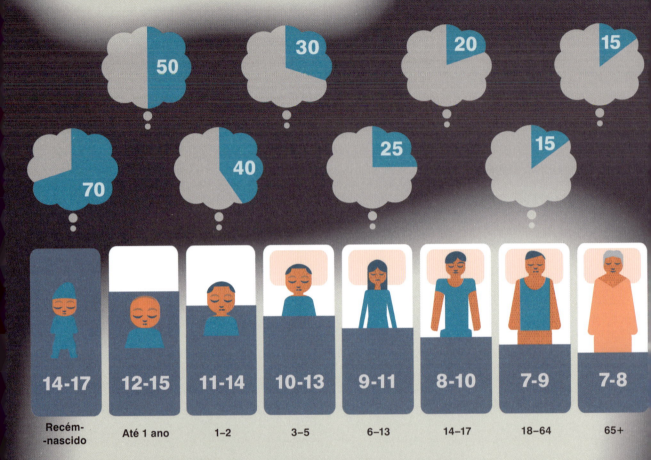

HORA DE SONHAR

Quando alguém é ligado a sensores para fazer um EEG e o controle de outras funções corporais durante testes de sono, e é acordado durante o REM, em geral ele estava sonhando. Sonhos podem ser reconfortantes, peculiares, perturbadores ou verdadeiros pesadelos. EEGs e monitores revelam quais partes do cérebro estão envolvidas. No entanto, a séria ciência da interpretação dos sonhos ainda tem um longo caminho a percorrer.

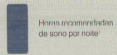 Horas recomendadas de sono por noite[1]

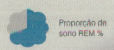 Proporção de sono REM %

[1] Diretrizes da Fundação Nacional do Sono dos EUA.

QUEM TRABALHA DURANTE O SONO?

Adolescentes dorminhocos
É verdade: os adolescentes realmente acham difícil levantar de manhã. Pesquisas mostram que o relógio biológico e os biorritmos diários tendem a ficar de uma a duas horas atrasados durante a adolescência.

QUIETO
1. **Centro motor (do movimento)**
2. **Centro do tato**
3. **Centro visual (visão) primário**
4. **Centro da audição**
5. **Lobo frontal:** amortece os estímulos conscientes

ATIVO
6. **Centro do olfato:** cheiros fortes podem acordar o adormecido
7. **Áreas visuais associadas:** imagens dos sonhos
8. **Tálamo:** filtra muitos estímulos sensoriais para o córtex
9. **Amígdala:** ligações da memória com emoções
10. **Hipocampo:** perda de memória de curto prazo nos sonhos
11. **Medula:** manutenção básica dos sistemas vitais

O CORPO EM CRESCIMENTO

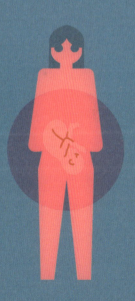

PREPARO DO PRÉ-NATAL

Uma regra da vida é: "Todas as células vêm de outras células", por divisão ou mitose. É a mesma coisa com uma vida nova, só que de maneira mais complexa. Cada célula do corpo tem um par de conjuntos do material genético. Os bebês vêm de um óvulo e um espermatozoide. Se essas duas células tivessem um par cada, o resultado seria um conjunto quádruplo. Portanto, o par precisa ser dividido pela metade em uma unidade, e então o espermatozoide e o óvulo podem se fundir para formar um conjunto geminado e gerar o novo bebê. É aí que entra um tipo especial de divisão celular: a meiose, para produzir óvulos e espermatozoides.

FORMAÇÃO DE GAMETAS NO HOMEM

 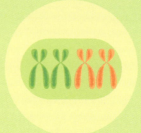 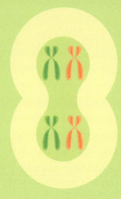

Interfase
O DNA que forma pares de cromossomos se duplica. O resultado são dois conjuntos de 23 pares de cromossomos.

Prófase/Metáfase 1
Cromossomos se tornam visíveis. Alguns deles podem trocar seções com seus colegas (*crossing over*) para introduzir variação genética. A membrana nuclear se desintegra. Os cromossomos se alinham no centro ou no equador da célula.

Anáfase/Telófase 1
Pares de cromossomos se separam, um par em cada nova célula. A membrana nuclear é refeita em cada célula irmã. A célula original se dividiu em duas, cada uma com um par de cada cromossomo.

FORMAÇÃO DE GAMETAS NA MULHER

 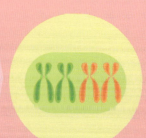 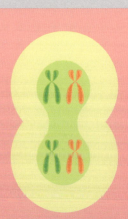

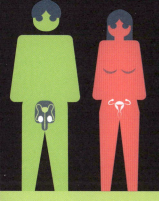

O gameta masculino é chamado de espermatozoide e contém 23 cromossomos, metade do número necessário para a formação de um zigoto, a primeira célula de um novo indivíduo.

O gameta feminino é chamado de óvulo e contém 23 cromossomos, metade do número necessário para a formação de um zigoto, a primeira célula de um novo indivíduo.

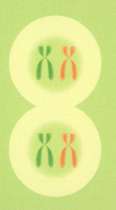 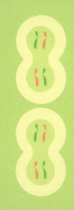 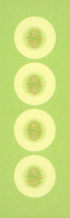 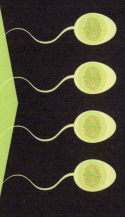

Prófase/Metáfase 2
A membrana nuclear se desintegra. Os cromossomos se alinham aleatoriamente no centro ou no equador da célula.

Anáfase/Telófase 2
Os pares de cromossomos se separam, um em cada nova célula. A membrana nuclear é refeita em cada célula irmã.

A célula original se dividiu em quatro, cada uma com apenas um de cada cromossomo.

Uma célula original no homem produz quatro espermatozoides. Uma célula original na mulher produz um óvulo e três corpos polares (contendo cromossomos "reserva").

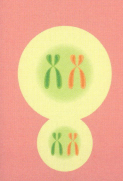 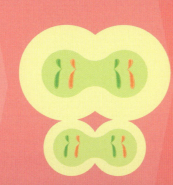 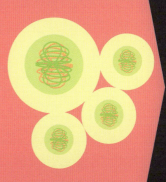 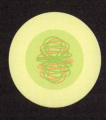

FAZENDO ÓVULOS

Quando as duas células sexuais – o óvulo e o espermatozoide – se unem para começar um novo bebê, elas contribuem com partes iguais de genes. Cada uma tem 23 cromossomos, que são formados por um pedaço de DNA. Mas a produção de células sexuais maduras é muito desigual. Na mulher, ela começa por volta da puberdade, acontece a cada 28 dias, em média, durante o ciclo menstrual, e cessa com a menopausa. A produção de espermatozoides, de forma muito diferente, é um processo que acontece 24 horas por dia, 7 dias por semana, e diminui gradualmente com a idade.

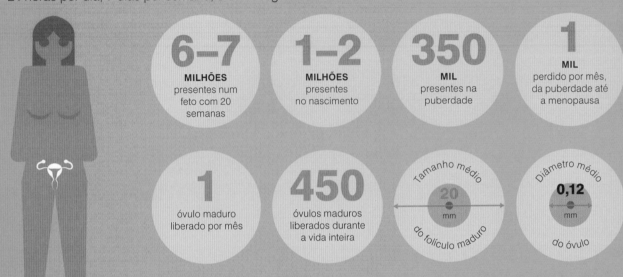

CICLO REPRODUTIVO

O ciclo reprodutivo da mulher é coordenado por vários hormônios, incluindo o FSH (hormônio folículo estimulante), o LH (hormônio luteinizante), o estrógeno e a progesterona

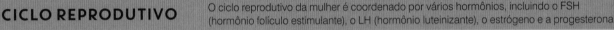

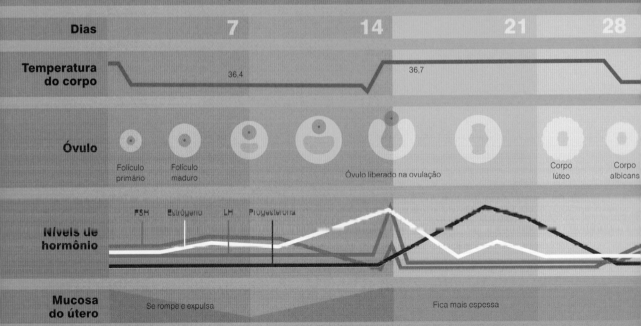

FAZENDO ESPERMATOZOIDES

A produção de células sexuais masculinas – os espermatozoides – é um processo contínuo e acontece em grande número, com milhões deles crescendo e amadurecendo diariamente dentro dos testículos. A linha de montagem começa por volta da puberdade, e continua a cada minuto de cada dia, até que gradualmente desaparece na velhice. No entanto, homens na casa dos 70 e 80 anos ainda podem gerar filhos de forma natural.

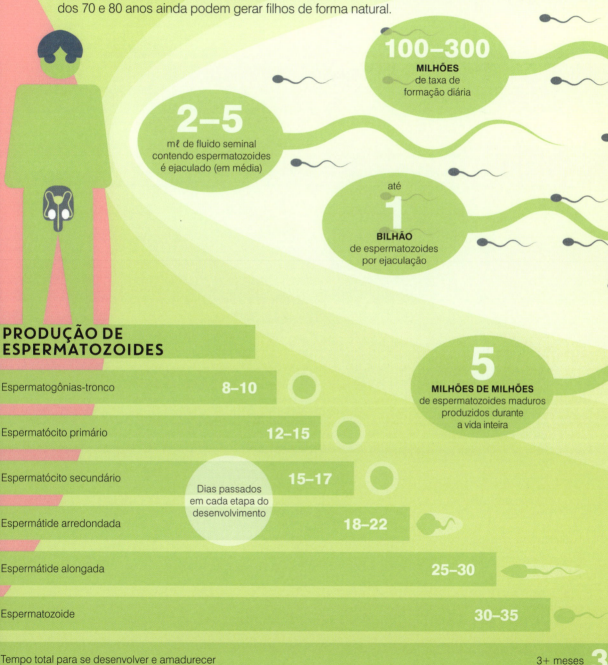

100–300 MILHÕES de taxa de formação diária

2–5 mℓ de fluido seminal contendo espermatozoides é ejaculado (em média)

até **1 BILHÃO** de espermatozoides por ejaculação

5 MILHÕES DE MILHÕES de espermatozoides maduros produzidos durante a vida inteira

PRODUÇÃO DE ESPERMATOZOIDES

Etapa	Dias
Espermatogônias-tronco	8–10
Espermatócito primário	12–15
Espermatócito secundário	15–17
Espermátide arredondada	18–22
Espermátide alongada	25–30
Espermatozoide	30–35
Tempo total para se desenvolver e amadurecer	3+ meses

Dias passados em cada etapa do desenvolvimento

UM NOVO CORPO COMEÇA

A união do óvulo com o espermatozoide para começar um novo bebê é chamada de fertilização – e também concepção, até mesmo singamia. Normalmente, ela acontece no duto ovariano (trompa de Falópio), que vai do ovário, de onde veio o óvulo, até o útero (ventre), onde o bebê se desenvolverá. O espermatozoide bem-sucedido não é apenas um em um milhão, mas talvez um em um bilhão. Quase todos os seus colegas fracassam em alcançar o óvulo, e quando ele faz contato o óvulo impede que outros espermatozoides se unam. A união do espermatozoide com o óvulo na concepção desencadeia um fascinante processo de crescimento e desenvolvimento que, nove meses mais tarde, resulta em um ser humaninho enrugado e chorão.

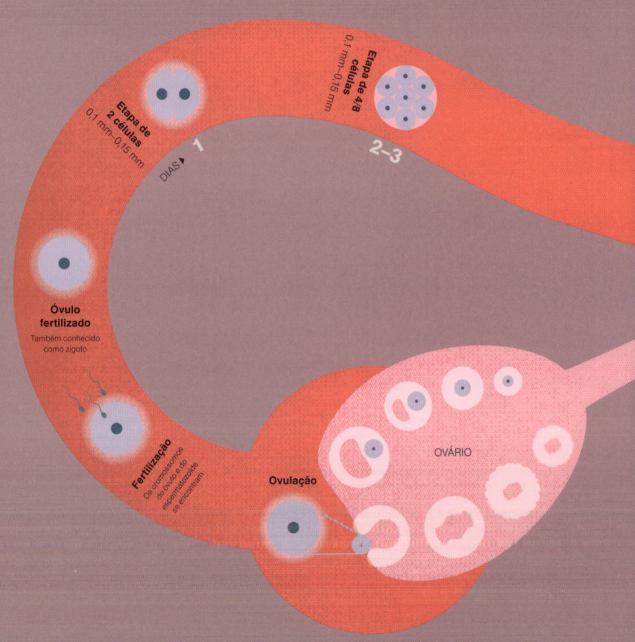

ETAPAS DA FERTILIZAÇÃO

1. Somente algumas centenas de espermatozoides alcançam o óvulo
2. Muitos espermatozoides tentam fazer contato
3. A cabeça (acrossomo) libera enzimas para dissolver a zona e a membrana externa do óvulo
4. A cabeça de um espermatozoide se funde com a membrana externa do óvulo
5. Os cromossomos do núcleo do espermatozoide passam para dentro do óvulo
6. A zona e a membrana externa endurecem para evitar que mais espermatozoides se fundam
7. Os cromossomos do espermatozoide e do óvulo se reúnem, e o óvulo fertilizado se prepara para a primeira divisão

Mórula 0,1 mm–0,15 mm

Blastocisto 0,2 mm–0,3 mm

3–4
4–5
8–9
21

Implantação do blastocisto
As células externas do blastocisto comem a mucosa do útero e grudam nele

Embrião inicial
Primeiros sinais do cérebro, coração e vasos sanguíneos

TAMANHO NATURAL
2 mm

185

LINHA DO TEMPO DA GESTAÇÃO

O bebê cresce no seu lugarzinho especial, o útero. Mas lá nem tudo é calma, paz e serenidade. As batidas do coração da mãe pulsam em cima dele, e o sangue jorra dentro das artérias próximas. Luzes fortes atravessam a pele e a parede do útero. Assim como ruídos altos e repentinos, que podem assustar o bebê, fazendo-o dar socos ou pontapés. O aumento do seu tamanho significa que o bebê fica mais apertado, sendo espremido e esmagado quando a mãe se move.

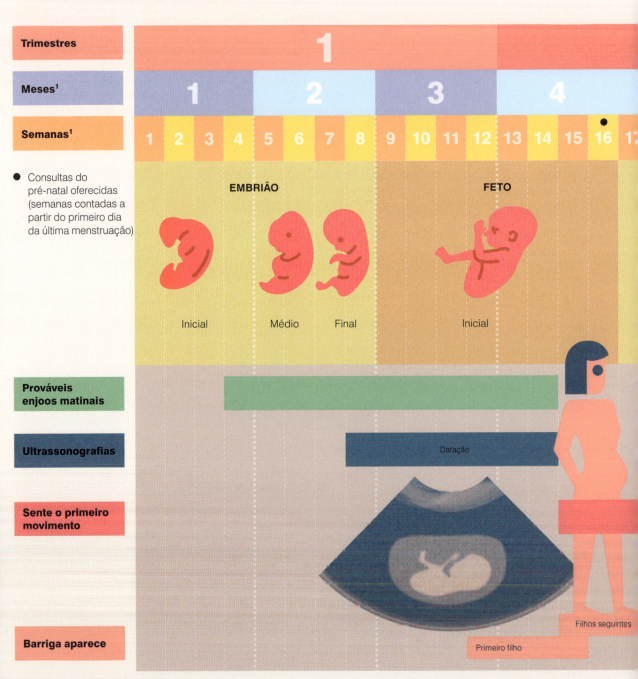

[1] Tempos desde a fertilização do óvulo pelo espermatozoide, ou concepção. Algumas linhas do tempo começam no dia do último período menstrual da mãe, duas semanas antes, dando um total de 40 semanas.

PRECISÃO DOS TESTES DE GRAVIDEZ

Os testes detectam na urina da mãe o hormônio hCG (gonadotrofina coriônica humana), produzido cerca de 6 dias após a concepção.

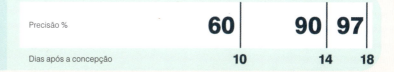

Precisão %	60	90	97
Dias após a concepção	10	14	18

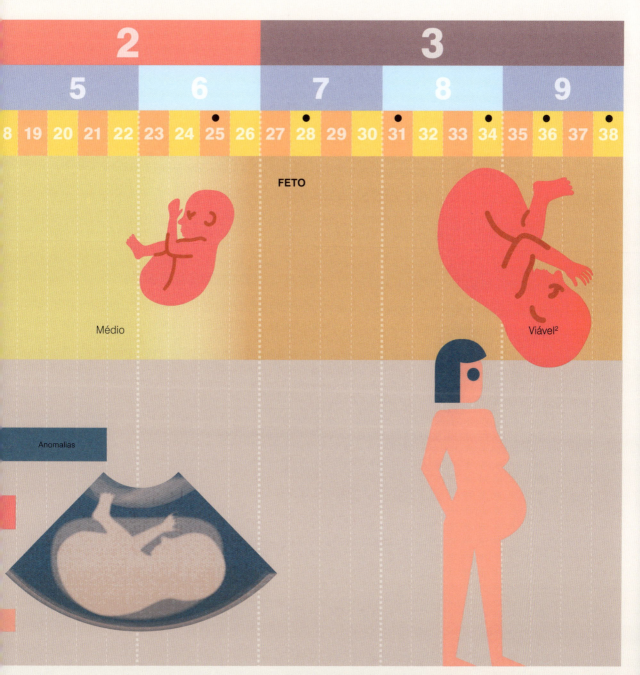

Médio

Viável[2]

FETO

Anomalias

[2] A viabilidade e o período perinatal são definidos de diversas maneiras por autoridades diferentes dependendo, por exemplo, de melhorias no cuidado com recém-nascidos e da proporção de bebês com chances de sobreviver numa certa etapa de desenvolvimento.

O BEBÊ POR NASCER

Multiplicar-se, mover-se, aperfeiçoar-se: isso acontece a cada minuto durante os nove meses antes do nascimento. As centenas de células do embrião se multiplicam para se tornarem milhares, depois milhões. Elas também se movem fisicamente ou migram, criando dobras, caroços e abas que aos poucos dão forma aos órgãos. E se diferenciam, isto é, mudam das células-tronco de uso geral das etapas iniciais para diferentes tipos específicos, como as células dos ossos, dos músculos, dos nervos e do sangue.

4

- Ritmo cardíaco de 120-140 batimentos por minuto •
- Pontos dos olhos na cabeça •
- Músculos se formam, acontecem alguns movimentos •
- Brotos dos braços aparecem •
- Cauda presente •

4 mm

25 cm

24

- Coração bate 150 vezes por minuto •
- Cabeça tem 1/4 do comprimento total •
- Olhos podem se abrir •
- Feto pode chupar o dedo •
- Primeiras lembranças podem se formar •

SEMANAS[1]
8

- Traços do rosto reconhecíveis •
- Cabeça do tamanho do corpo •
- Formam-se os dedos das mãos e dos pés •
- Cauda diminui •
- Nome muda de embrião para feto

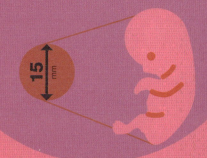

15 mm

16

- Rosto bem humano •
- Todos os órgãos formados •
- Brotos dos dentes de leite presentes nas mandíbulas •
- Todas as formas dos ossos presentes, embora a maioria como cartilagem •
- Gordura começa a se acumular sob a pele •

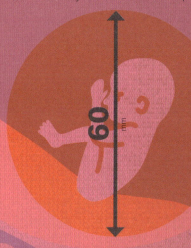

60 mm

45–48 cm

36

- A lanugem (primeiros fios de cabelo) cai •
- Unhas podem despontar dos dedos dos pés e mãos •
- Tossidas e soluços são comuns •
- O bebê está pronto para nascer •
- Peso 3+ kg •

Tempos desde a fertilização do óvulo pelo spermatozoide, ou concepção. Algumas linhas do tempo começam no dia do último período menstrual da mãe, duas semanas antes, dando um total de 0 semanas.

Como normalmente está encolhido em posição "fetal", o comprimento do embrião/feto costuma ser coroa/lombo, do alto da cabeça até o traseiro.

DIA DO NASCIMENTO

O tempo que um parto leva varia entre menos de uma hora até mais de 24; normalmente, cai 30%-40% no segundo filho, e talvez mais uns 10%-20% nos seguintes. As estatísticas de nascimentos em países desenvolvidos estão sendo afetadas por um número maior de partos assistidos, com intervenção e controle, especialmente trabalho de parto induzido e cesáreas. Isso significa que agora menos bebês nascem aos domingos do que em qualquer outro dia da semana, e a data com menos aniversários é 25 de dezembro.

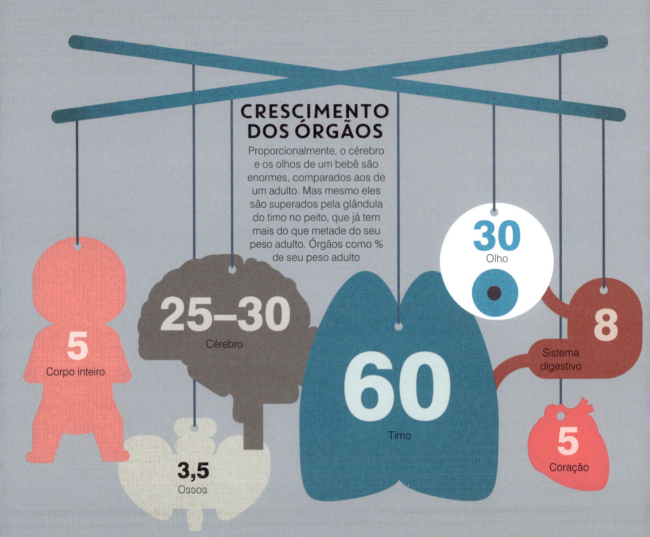

CRESCIMENTO DOS ÓRGÃOS

Proporcionalmente, o cérebro e os olhos de um bebê são enormes, comparados aos de um adulto. Mas mesmo eles são superados pela glândula do timo no peito, que já tem mais do que metade do seu peso adulto. Órgãos como % de seu peso adulto

- 5 — Corpo inteiro
- 25–30 — Cérebro
- 3,5 — Ossos
- 60 — Timo
- 30 — Olho
- 8 — Sistema digestivo
- 5 — Coração

LINHA DO TEMPO DO PARTO, MÃES DE PRIMEIRA VIAGEM

Média geral de 12-14 horas. O segundo parto e os subsequentes costumam ser mais breves, 6-8 horas. Etapas:

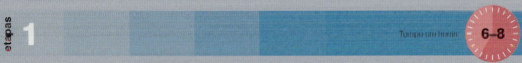

Fase 1: Início Contrações uterinas aumentam continuamente em intensidade e frequência

Fase 2: Ativa

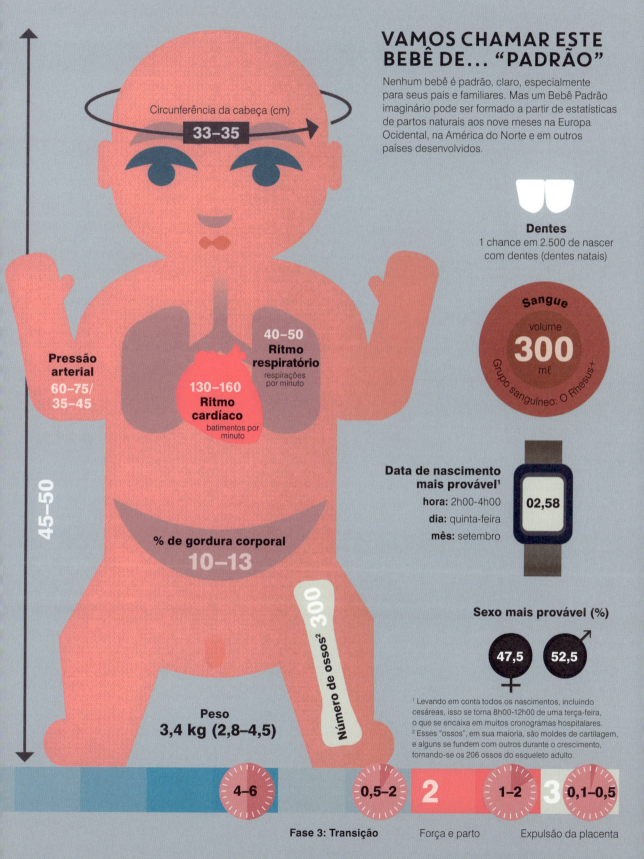

DO BEBÊ À CRIANÇA

Cada bebê e criança cresce e se desenvolve em seu próprio ritmo. Dominar uma habilidade ou destreza mais cedo não quer dizer que outras também serão dominadas antes, ou quais são os níveis finais dessas habilidades. Alguns mais atrasados passam os outros nos anos seguintes, e vice-versa. Outros ainda progridem de forma irregular. "Marcos" no desenvolvimento podem ser úteis para indicar se é preciso se preocupar. Mas a reconfortante verdade é que a grande maioria das crianças acaba chegando lá.

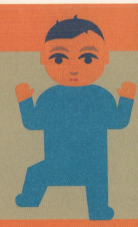

15
- Vocabulário aumenta para 4-8 palavras
- Brinca com bola
- Desenha linhas simples ao acaso
- Pode andar para trás com ajuda

12
- Imita os movimentos dos outros
- Indica que quer algo com gestos
- Diz mais algumas palavras
- Dá os primeiros passinhos

18

- "Lê" livros sozinho
- Começa a combinar palavras e formar frases
- Rabisca expressivamente
- Constrói torres simples de bloquinhos

21

- Sobe degraus sem ajuda
- Fala gato, cachorro, etc. olhando figuras
- Dá pontapés na bola
- Forma frases curtas, de 2-3 palavras

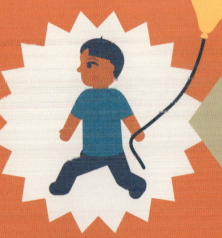

5

- Dá pulinhos, pode pular corda, se balança, sobe nas coisas
- Fala frases inteiras com várias formas verbais, por exemplo, futuro e pretérito, singular e plural
- Copia formas simples como círculos, triângulos

2

- Vocaliza grunhidos, gritinhos
- Mantém a cabeça erguida por curtos períodos de tempo
- Os olhos seguem objetos em movimento
- Reage sorrindo

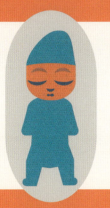

4

- Responde à fala com gritinhos
- Mantém a cabeça erguida por períodos maiores
- Sustenta o próprio peso com as pernas
- Agarra um objeto

■ Meses

9

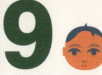

mama

- Junta sílabas em sons que parecem palavras
- Fica de pé se segurando em algo
- Bate, derruba e joga objetos
- Pode formar sons do tipo "mama"

6

- Vira a cabeça na direção de sons
- Rola o corpo para os dois lados
- Pega objetos e coloca na boca
- Fica sentado sem apoio

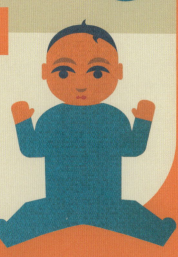

2

eu eu eu

- Diz o nome das partes do corpo de bonecos, bichos de brinquedo
- Começa a falar de si mesmo
- Organiza itens em categorias
- Pode começar a pular

2,5

- Escova os dentes com ajuda
- Desenha linhas em ângulos intencionais
- Consegue pôr roupas fáceis de vestir
- Se equilibra brevemente num pé só

■ Anos

4

1 2 3 4

- Entende os princípios básicos da contagem
- Consegue pegar uma bola lançada na maioria das vezes
- Parte ou corta e come alimentos sozinho
- Começa a copiar letras quando desenha

3

- Se equilibra num pé só por vários segundos
- Combina 4-6 palavras em frases
- Dá nome a ações, como pular, saltar, rolar
- Aprende a usar o troninho durante o dia

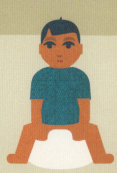

193

CRESCENDO

Do berço e infância para a meninice, a adolescência e a juventude a jornada é incrível. Desde o nascimento, o corpo aumenta sua altura de três a quatro vezes, e seu peso, 20 vezes ou mais. Mas os tamanhos relativos das partes do corpo ao nascer estão longe de suas proporções adultas, e seu ritmo de crescimento varia também.

GRÁFICOS DE RITMOS DE CRESCIMENTO

Uma criança no percentil 50 significa que metade de 100 crianças da mesma idade serão mais altas ou mais pesadas, e a outra metade, mais baixas ou mais leves. Da mesma maneira, para o percentil 90, 10 serão mais altas ou mais pesadas, e 90, mais baixas ou mais leves.

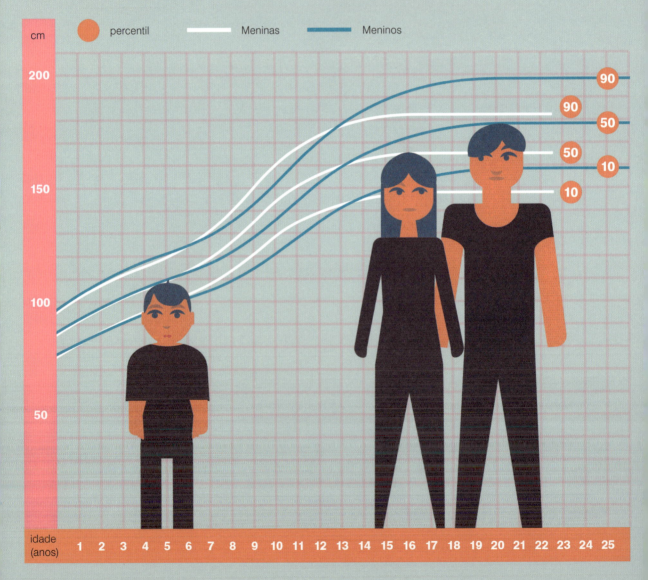

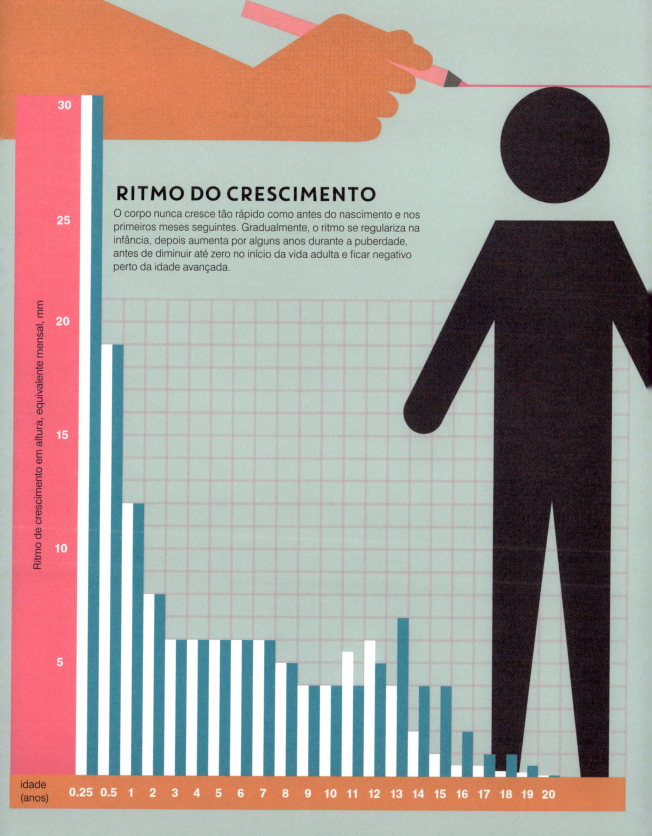

QUANTO TEMPO VIVEM OS HUMANOS?

Expectativas de vida são complicadas. Algumas dão uma estimativa da longevidade da população em um dado momento. Outras categorizam por sexo e idade, por isso as mulheres têm expectativa maior que a dos homens, e as durações estimadas variam dos mais jovens para os mais velhos. Outras ainda dão projeções para bebês nascidos em uma data específica – qualquer data. Em geral, todas elas estão aumentando. Claro, é muito importante também onde as pessoas vivem, seu histórico de saúde e – muito significativo – sua situação econômica.

EXPECTATIVA DE VIDA MÉDIA MUNDIAL EM ANOS

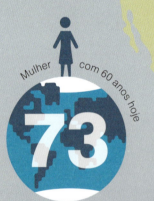

Menina nascida hoje: **82**

Mulher com 60 anos hoje: **73**

O aparente aumento se deve à sobrevida na infância e na meninice, quando a mortalidade é significativa, especialmente em regiões menos desenvolvidas.

Menino nascido hoje: **79**

Homem com 60 anos hoje: **68**

79 AMÉRICA DO NORTE
🇺🇸 79

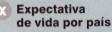

x Expectativa de vida por país
Ao nascer, em anos, para bebês nascidos agora, estimada a partir de dados dos últimos anos, desde 2012.

75 AMÉRICAS CENTRAL & DO SUL

80

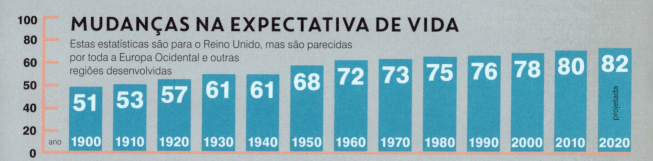
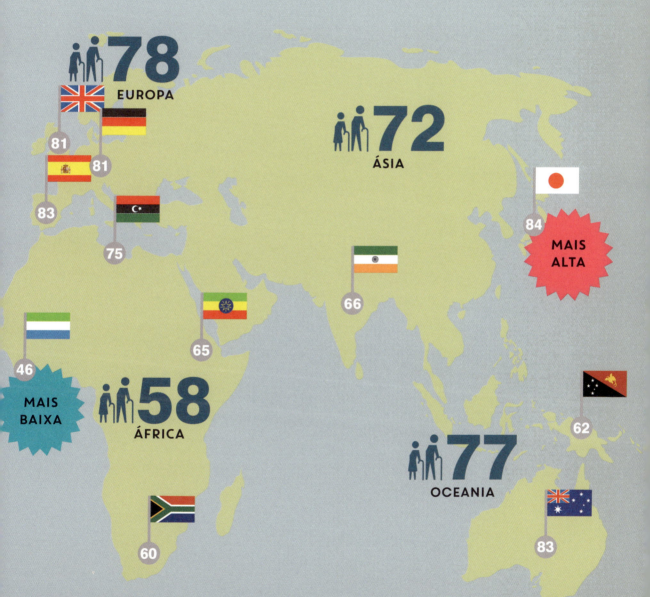

QUANTOS NOVOS CORPOS?

Em todo o mundo, 255 novos bebês nascem por minuto, isto é, mais de quatro por segundo. Mas essa não é a taxa de crescimento populacional, porque ela é compensada por 105 mortes por minuto. Assim, o mundo ganha 150 corpos humanos a mais por minuto, ou 210.000 por dia – esse é o número de pessoas em uma cidade grande. Parece algo imenso, mas é menor do que o crescimento populacional de algumas décadas atrás.

- % da população mundial
- Nascimentos por 1.000 pessoas
- % crescimento natural da população, taxa de natalidade menos taxa de mortalidade
- Taxa de fertilidade, número médio de bebês por mãe

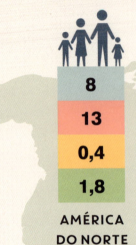

AMÉRICA DO NORTE
8 | 13 | 0,4 | 1,8

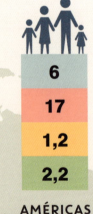

AMÉRICAS CENTRAL & DO SUL
6 | 17 | 1,2 | 2,2

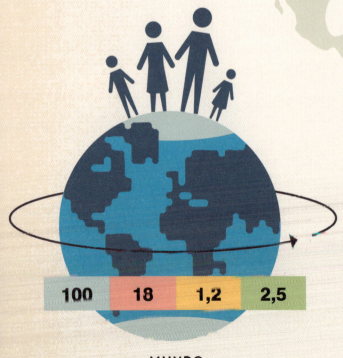

MUNDO
100 | 18 | 1,2 | 2,5

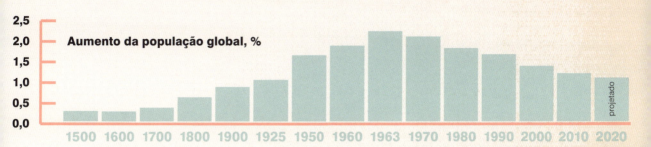

TAXA DE CRESCIMENTO POPULACIONAL DO MUNDO, %

O ritmo no qual mais corpos chegam à Terra teve seu pico no início da década de 1960. Em anos recentes, o número de bebês nascidos se manteve bem constante, cerca de 130-135 milhões por ano. No entanto, a taxa de crescimento está caindo desde então, pois à medida que o total aumenta, esses bebês formam uma proporção cada vez menor desse total.

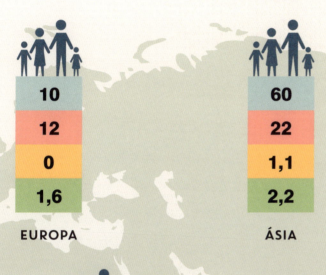

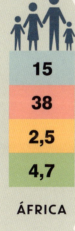

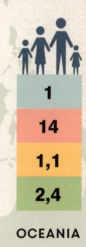

BEBÊS AO REDOR DO MUNDO

Os ritmos de nascimento são afetados por muitos fatores, desde costumes e tradições locais até religião, condições econômicas e leis governamentais, como a restrição de um filho por casal

QUANTOS CORPOS HUMANOS?

Cerca de 1 pessoa em cada 16 que já viveram na Terra está viva hoje. O crescimento populacional em termos de nascimentos é constante, embora essa taxa caia porque eles representam uma proporção menor de um total que sempre aumenta. Chegaremos a um limite máximo? Muitos dizem que já estamos vivendo de forma insustentável, e embora a engenhosidade humana possa por algum tempo continuar a encontrar soluções rápidas na agricultura e tecnologia, no fim das contas, isso vai cessar.

POPULAÇÃO GLOBAL

O número de corpos humanos no mundo em um determinado momento, exceto alguns acontecimentos, só aumenta, e aumenta cada vez mais rápido.

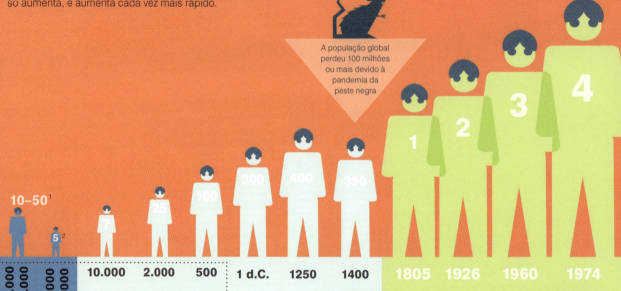

A população global perdeu 100 milhões ou mais devido à pandemia da peste negra

PRINCIPAIS CAUSAS DE MORTE

no mundo (em anos recentes), números em milhões por ano

7,5 Doença cardíaca

6,7 Derrame

[1] A população "fundadora" da nossa espécie *Homo sapiens* na África Oriental.

[2] Evidências genéticas, fósseis e climáticas sugerem uma "teoria da catástrofe de Toba", quando os humanos modernos (nós) e boa parte das outras formas de vida foram imensamente reduzidos pela erupção do supervulcão de Toba, em Sumatra.

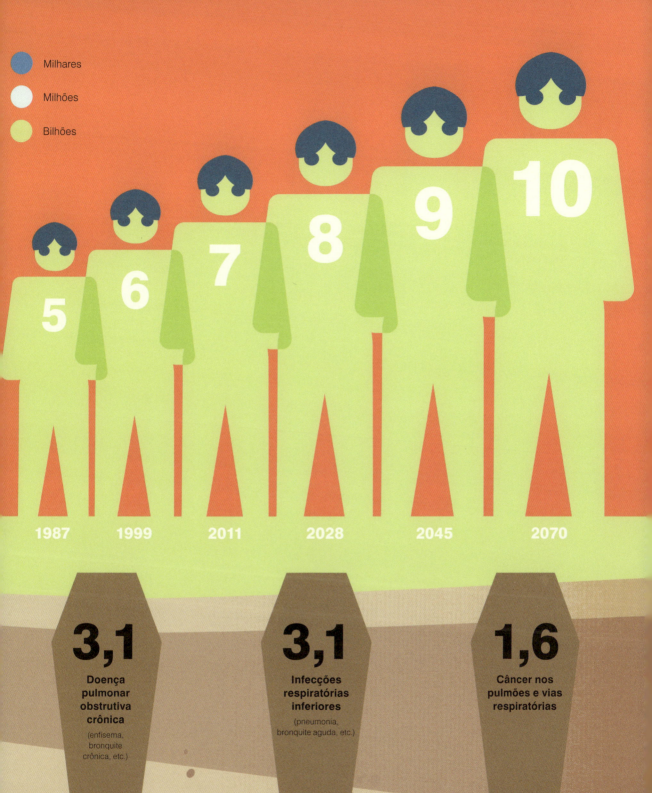

O CORPO MÉDICO

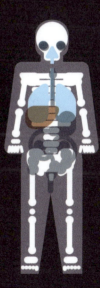

CAUSAS DOS PROBLEMAS DE SAÚDE

De acordo com a Organização Mundial da Saúde: "Saúde é um estado de completo bem-estar físico, mental e social, e não apenas a ausência de doenças ou enfermidades". Existem muitas categorias de problemas de saúde, e suas causas muitas vezes se sobrepõem. Elas podem ser divididas nos seguintes grupos.

ESTILO DE VIDA & AMBIENTE

A falta de exercício físico contribui especialmente para
doenças cardíacas, derrames, diabetes, câncer e depressão

O tabagismo
contribui enormemente para os problemas de saúde

Causas ambientais incluem
inalação e contato com toxinas, infecções por falta de saneamento básico, ruído excessivo, rotina irregular, como a de quem trabalha por turnos, condições sociais difíceis

Problemas mentais incluem
estresse, ansiedade, depressão

TUMORES & CÂNCERES

Quando células se multiplicam sem controle, formando uma neoplasia ou tumor

Tumores benignos são limitados, tumores malignos ou cancerosos se espalham ou desenvolvem metástase

Várias causas e gatilhos, desde substâncias químicas cancerígenas (por exemplo, a fumaça do tabaco) até radiação (sol forte, raios-X), germes, má alimentação

SISTEMA IMUNOLÓGICO & ALERGIAS

O sistema de defesa do corpo começa a atacar por engano suas próprias células e tecidos em um processo conhecido como autoimunidade. Ele é um componente ou parte de muitas outras doenças

Exemplos vão desde
febre do feno e alergia a alimentos até diabetes mellitus tipo 1

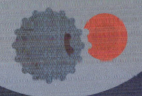

INFECÇÕES & INFESTAÇÕES

Causadas por germes e parasitas

Os principais grupos de germes são
bactérias, vírus e protozoários

Doenças infecciosas incluem
furúnculos e a doença de Lyme (bactérias), resfriado e Ebola (vírus), malária e doença do sono (protozoários)

Parasitas infestantes incluem
internos: lombrigas, tênias e trematódeos, e externos: pulgas, piolhos e carrapatos

FERIMENTOS & TRAUMAS

Podem resultar de violência acidental ou proposital

Podem acontecer em qualquer lugar: em casa, viajando, no trabalho, nas férias

Podem resultar em problemas permanentes

DEGENERAÇÕES

Desgaste gradual e substituição inadequada no nível das células, órgãos ou sistemas

Exemplos incluem
osteoartrite (articulações), Alzheimer (neurônios), degeneração macular (tecidos dos olhos)

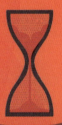

NUTRIÇÃO

A alimentação pouco saudável ou excessiva
pode contribuir para a obesidade e muitas doenças, e causar diretamente outras

A desnutrição
leva a uma variedade de problemas de saúde, como as avitaminoses

Falta de higiene e alimentos mal preparados
podem causar intoxicação alimentar

Excessos,
como o abuso do álcool, estão ligados a muitos problemas de saúde

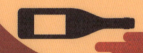

METABOLISMO & FISIOLOGIA

Problemas na miríade de processos químicos do corpo

As causas vão de alimentares a genéticas e ambientais

Incluem porfiria, acidose, hemocromatose

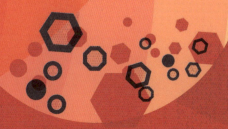

GENES & HEREDITARIEDADE

Genes defeituosos podem ser herdados ou surgir no corpo por mutação

Alguns são herdados de maneira relativamente simples, como os da anemia falciforme, fibrose cística

Muitas doenças têm um componente ou tendência genética menos clara, como o câncer de mama e a esquizofrenia

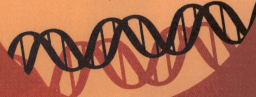

QUAL O SEU PROBLEMA?

O diagnóstico (Dx) envolve identificar ou determinar a natureza e a causa do problema de saúde. Todo médico diagnostica, mas para alguns essa é uma especialização, e eles se tornam peritos em diagnosticar. A maioria dos médicos concorda que o diagnóstico é ao mesmo tempo uma ciência que envolve consideração racional de causas e efeitos, seleção lógica e eliminação – e a arte de seguir as próprias suspeitas e intuições.

DOR NO ABDÔMEN

O abdômen está cheio de órgãos. Determinar o local da dor dá pistas quanto à sua origem e ajuda no diagnóstico. Também é importante descrever a dor: fraca ou aguda, constante ou espasmódica, ardência ou pontada, relacionada à alimentação ou ao movimento. O tronco, assim, é dividido em Quadrantes e Regiões para melhor localização.

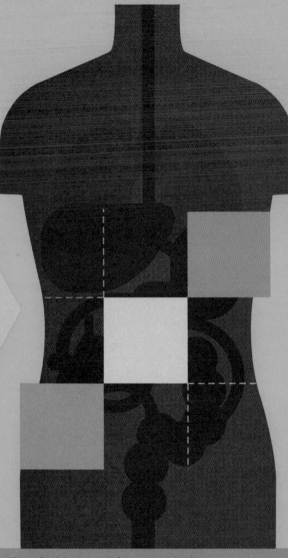

Região hipocondríaca esquerda
- Abscesso, inchaço ou ruptura do baço
- Possível envolvimento do pulmão esquerdo ou coração

Região umbilical
- Intestino delgado, divertículo de Meckel
- Linfonodos, linfoma
- Princípio de apendicite

Região ilíaca direita
- Apêndice, apendicite
- Intestino grosso, doença de Crohn
- Cisto, inflamação/infecção no ovário • Hérnia

VISITA AO MÉDICO

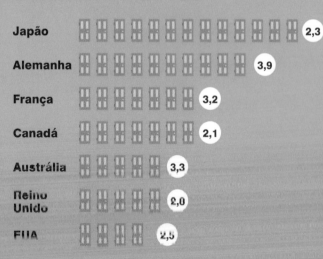

Japão	2,3
Alemanha	3,9
França	3,2
Canadá	2,1
Austrália	3,3
Reino Unido	2,0
EUA	2,5

 Número de médicos[1] por 1.000 pessoas

 Número médio de consultas por ano com clínico geral[2]

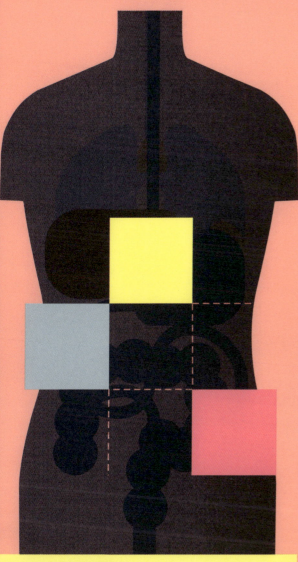
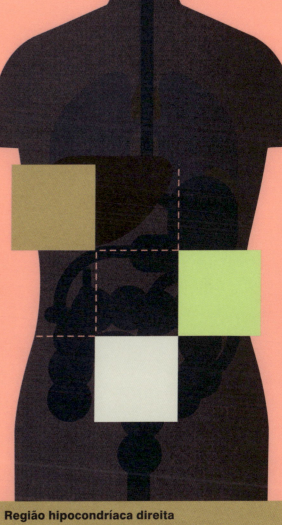

Região epigástrica
- Esofagite, estrangulamento do esôfago
- Inflamação estomacal (gastrite), úlcera, gases, toxinas alimentares
- Inflamação do pâncreas (pancreatite)

Região lombar direita
- Inflamação ou infecção (pielonefrite) do rim direito
- Cólica ureteral (cálculo renal preso no ureter)

Região ilíaca esquerda
- Colite, diverticulite, constipação do intestino grosso
- Cisto, inflamação/infecção no ovário
- Hérnia

Região hipocondríaca direita
- Hepatite, abscesso no fígado
- Inflamação da vesícula (colecistite), cálculos vesiculares
- Possível envolvimento do pulmão direito ou coração

Região lombar esquerda
- Inflamação ou infecção (pielonefrite) do rim esquerdo
- Cólica ureteral (cálculo renal preso no ureter)

Região hipogástrica
- Cistite, cálculos, retenção de urina na bexiga

[1] Todos médicos oficialmente qualificados.
[2] Clínicos gerais oficialmente qualificados. O número de consultas tende a ser maior em nações com maior número de idosos.

INVESTIGAÇÕES MÉDICAS

A descoberta dos raios-X em 1895 abriu o intrigante mundo novo do diagnóstico não invasivo por imagem. A medição dos pulsos elétricos do coração, o ECG (eletrocardiograma), foi desenvolvida logo depois, em 1901. Hoje, mais de uma dúzia de raios-X e varreduras diagnosticam todo tipo de problema, desde um clipe engolido até o estreitamento de artérias ou crescimento de tumores. E o princípio do ECG foi estendido para o cérebro, os olhos e outros órgãos.

EXPOSIÇÃO À RADIAÇÃO

Quase imediatamente após a descoberta dos raios-X, seus efeitos danosos tornaram-se conhecidos. Na maioria das regiões, normas limitam a quantidade ou dose de radiação X que os pacientes recebem (à qual os operadores estão regularmente expostos).

μSv = microsievert, uma medida da dosagem de radiação
0,1-1 Raio-X de aeroporto
3.000 Exposição ambiental anual média
20.000-30.000 Tomografia computadorizada do corpo todo

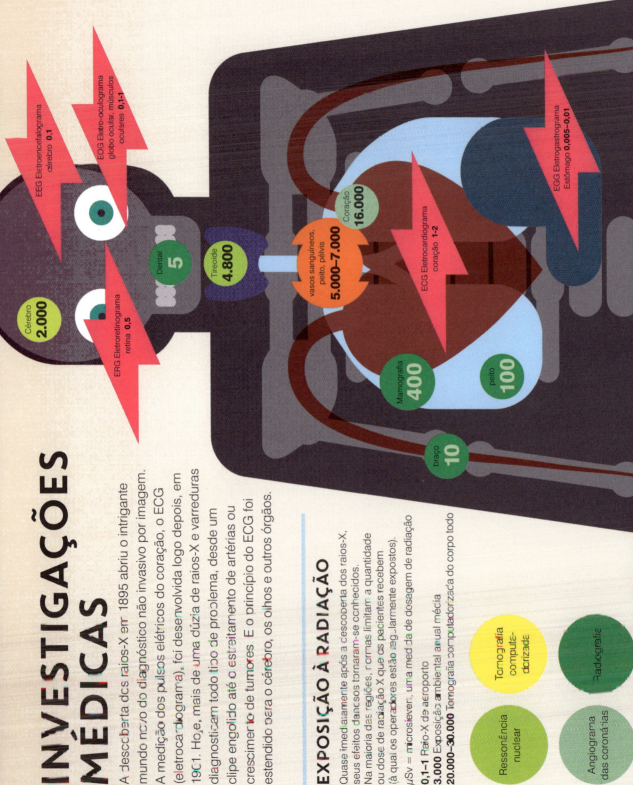

- Tomografia computadorizada
- Radiografia
- Ressonância nuclear
- Angiograma das coronárias

EEG Eletroencefalograma cérebro **0,1**
EOG Eletro-oculograma globo ocular, músculos oculares **0,1-1**
ERG Eletroretinograma retina **0,5**
Cérebro **2.000**
Dental **5**
Tireoide **4.800**
vasos sanguíneos, peito, pélvis **5.000-7.000**
Coração **16.000**
ECG Eletrocardiograma coração **1-2**
EGG Eletrogastrograma Estômago **0,005-0,01**
Mamografia **400**
peito **100**
braço **10**

208

Avanços em diagnóstico por imagem não invasivo

- **Raios-X** 1895
- **Raios-X com contraste** 1896
- **Electrocardiograma** 1901
- **Ultrassom** 1949
- **T(A)C** tomografia (axial) computadorizada 1972
- **TEP** tomografia por emissão de pósitrons 1973
- **RMN** 1977

Abdómen, pélvis **15.000**

músculos, tecidos superficiais **10.000–15.000**

Abdómen, bebé **2.500–3.500**

EMG Eletromiograma **0,05–30**

AED Atividade Eletrodérmica[4] pele (não se aplica)

REGISTROS ELÉTRICOS[1]

Sensores ou contatos na superfície do corpo detectam os minúsculos pulsos elétricos naturais emitidos pelo cérebro, nervos, coração e outros órgãos.

Voltagens típicas mV[2,3]

Comprimentos de onda típicos kHz

ULTRASSOM

Ondas sonoras agudas demais para os nossos ouvidos são conhecidas como ultrassons. Elas podem ser ajustadas para varrer diferentes órgãos.

1 kHz = kilohertz = 1.000 ondas sonoras por segundo

10 Limite máximo da audição humana nos mais velhos
20 Limite máximo da audição humana nos mais novos
60 Limite máximo da audição canina
200 Limite máximo da audição dos morcegos
2.500-15.000 Ultrassom médico

RMN

A ressonância magnética nuclear usa ímãs extremamente fortes para alinhar partes dos átomos do corpo

Tesla é uma unidade de força magnética, ou mais tecnicamente, densidade do fluxo magnético, um weber por metro ao quadrado (um quilograma por segundo ao quadrado por ampere).

0,00005 Campo magnético natural da Terra
0,005 Ímã de geladeira
1 Eletroíma de ferro-velho
1,5–3 Aparelho de ressonância típico (humanos)
7–15 Aparelho de ressonância potente (animais)
50+ Ímãs para pesquisa científica

---

1 ****grama é a imagem, tela ou registro produzido. ****grafo é a máquina que os produz. ****grafia é o processo.

2 mV = milivolts = 0,001 ou 1/1000 de volt.

3 Muitos desses aparelhos medem mudanças de voltagem, e não os volts produzidos.

4 Inclui RGP, resposta galvânica da pele. Mede quão bem a pele conduz eletricidade, e não quanta eletricidade ela gera, como em aparelhos de poligrafia ou "detetores de mentiras".

209

MEDICINA CIRÚRGICA

A cirurgia – a manipulação e alteração físicas do corpo – não se limita mais a "entrar na faca". Injeções, substâncias químicas, *lasers* e muitos outros procedimentos podem estar envolvidos. Os índices de cirurgias diferem muito pelo mundo, e até certo ponto refletem os problemas de saúde e a estrutura etária de cada nação, bem como os padrões de assistência médica e de saúde. Por exemplo, a lipoaspiração (remoção de gordura) tende a acontecer mais nos países ricos, enquanto procedimentos de catarata são relativamente mais comuns em populações mais idosas.

QUANTAS CIRURGIAS?
Proporção de pessoas submetidas a um ou mais procedimentos cirúrgicos por ano.

China: 1/40
Argentina: 1/30
Reino Unido: 1/14
Austrália: 1/9
EUA: 1/6

Procedimentos cosméticos
Número de procedimentos cosméticos por ano, incluindo cirúrgicos (operações) e não cirúrgicos (injeções, etc.), pesquisa em nações selecionadas.
Total mundial: mais de 24 milhões em mulheres e 3 milhões em homens.

24.000.000

OS CINCO PRINCIPAIS PROCEDIMENTOS CIRÚRGICOS COSMÉTICOS % DO TOTAL

15 — Pálpebras
14 — Lipoaspiração
14 — Próteses mamárias
10 — Lipoescultura
9 — Rinoplastia (nariz)

210

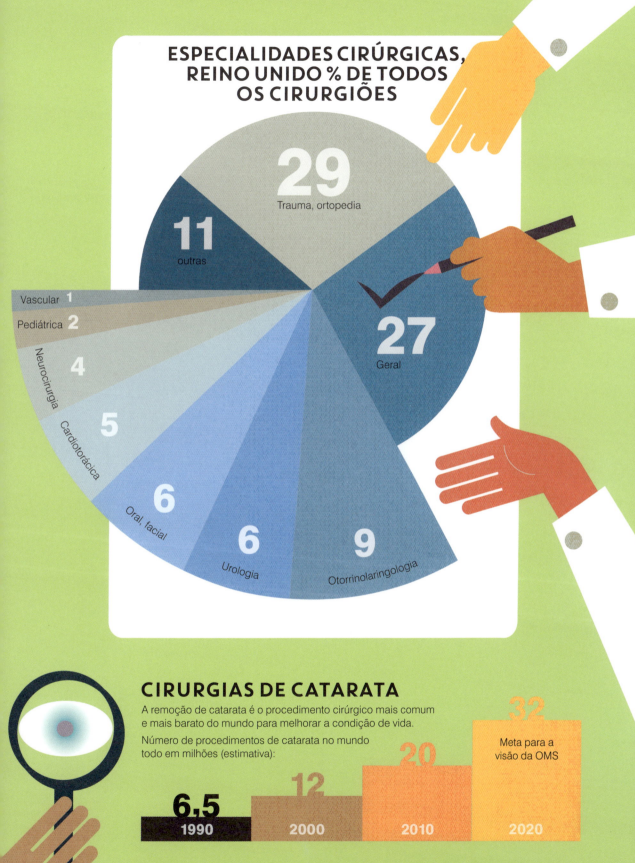

DROGAS MÉDICAS

Uma droga é praticamente qualquer coisa, exceto alimentos e bebidas normais, que cause mudanças no corpo. As drogas vão de antibióticos e anticoagulantes salvadores a outras cujo abuso pode pôr a vida em risco. A cada ano, o mundo libera mais drogas para uso médico, e os gastos têm um crescimento cada vez mais acelerado. Pode-se prever que o melhor entendimento das doenças e da genética, combinado com maneiras novas, mais rápidas e baratas de preparar compostos medicamentosos sob medida, vai trazer uma nova era da "medicina personalizada".

MEDICAMENTOS DE FARMÁCIA E GRUPOS DE MEDICAMENTOS

Sete medicamentos comuns no mundo todo, por nome genérico (químico), grupo ou ação terapêutica.

Hidrocodona
Alívio da dor (narcótico), supressor da tosse (em geral com acetaminofeno, ibuprofeno)

Grupo dos anti-hipertensivos, inibidores da ECA, bloqueadores de cálcio
Redução da pressão arterial alta, problemas cardíacos

Grupo das estatinas
Redução da LDL (lipoproteína de baixa densidade), o colesterol "ruim"

Metformina
Antidiabético oral

Levotiroxina
Deficiência do hormônio da tireoide

Grupo dos omeprazóis
Refluxo gástrico, úlceras e sangramento do trato digestivo

Azitromicina
(também amoxicilina, similar)
Antibiótico contra doenças bacterianas

MEDICAMENTOS QUE MUDARAM O MUNDO

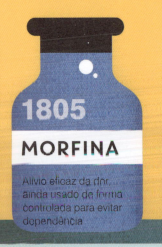

1805 MORFINA
Alívio eficaz da dor, ainda usado de forma controlada para evitar dependência

Década de 1830 ASPIRINA
Alívio da dor, anticoagulante e anti-inflamatório. Outros efeitos estão sendo descobertos

1909 ARSFENAMINA
(nome comercial Salvarsan)
Usada contra a sífilis, primeiro exemplo de quimioterapia "bala de prata"

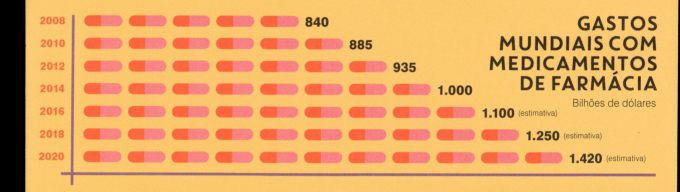

GASTOS MUNDIAIS COM MEDICAMENTOS DE FARMÁCIA
Bilhões de dólares

- 2008 — 840
- 2010 — 885
- 2012 — 935
- 2014 — 1.000
- 2016 — 1.100 (estimativa)
- 2018 — 1.250 (estimativa)
- 2020 — 1.420 (estimativa)

NOMES COMERCIAIS DE MEDICAMENTOS

Sete dos mais vendidos mundialmente por suas marcas ou nomes comerciais, com o nome genérico ou químico entre parênteses, média em anos recentes (desde 2012).

Lipitor (atorvastatina)
Redução do colesterol LDL

Plavix (clopidogrel)
"Afinador do sangue" contra derrames, ataques cardíacos, etc.

Seroquel (quetiapina)
Condições psicóticas como esquizofrenia, transtorno bipolar, depressão profunda, condições relacionadas

Singulair (montelucaste)
Asma, alergias, condições relacionadas

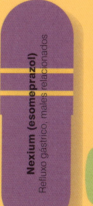

Nexium (esomeprazol)
Refluxo gástrico, males relacionados

Abilify (aripiprazol)
Condições psicóticas como esquizofrenia, transtorno bipolar, depressão profunda, condições relacionadas

Advair (salmaterol e fluticasona)
Asma, DPOC (doença pulmonar obstrutiva crônica), condições relacionadas

1921 — INSULINA
Primeira terapia hormonal, tratamento para diabetes muito bem-sucedido

1927 — PENICILINA
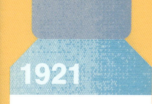
Primeiro antibiótico importante, produzido em massa perto do fim da Segunda Guerra Mundial

1951
Antipsicóticos como clorpromazina e haloperidol ajudaram a controlar a esquizofrenia e outros problemas mentais

1962 — FUROSEMIDA
Para problemas cardíacos, insuficiência cardíaca, hipertensão (substituiu a digoxina)

GUERRAS CONTRA O CÂNCER

Existem mais de 200 tipos de câncer que afetam muitas partes do corpo. Sua base comum são células que mudam ou sofrem mutações. Elas passam a não seguir o ciclo de vida costumeiro, pré-programado do seu tipo, e começam a se multiplicar descontroladamente. A partir disso, formam uma neoplasia, ou tumor, que se torna maligno, ou canceroso, espalhando-se e crescendo para outras partes do corpo, um processo chamado metástase. As expectativas de vida para muitos tipos de câncer aumentaram nas últimas décadas – drasticamente, em alguns casos.

NO MUNDO

Nos últimos anos, **14 milhões** de pessoas por ano são diagnosticadas com câncer, o que dá 27 por minuto.
8 milhões de pessoas por ano morrem de câncer, o que dá **16 por minuto**.

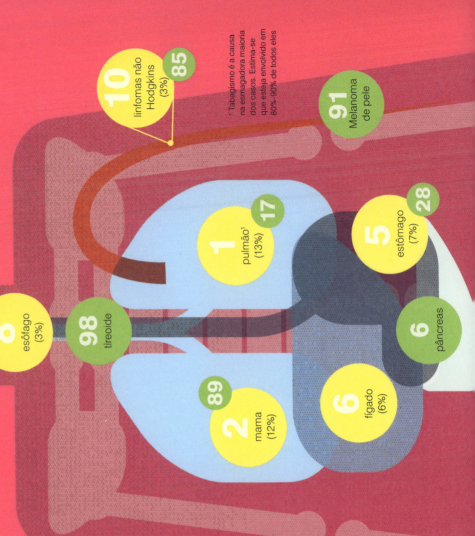

- 10 linfomas não Hodgkins (3%) — 85
- 91 Melanoma de pele
- 1 pulmão[1] (13%) — 17
- 5 estômago (7%) — 28
- 8 esôfago (3%)
- 98 tireoide
- 6 pâncreas
- 2 mama (12%) — 89
- 6 fígado (6%)

[1] Tabagismo é a causa na esmagadora maioria dos casos. Estima-se que esteja envolvido em 80%–90% de todos eles

10 TIPOS DE CÂNCER MAIS COMUNS NO MUNDO TODO

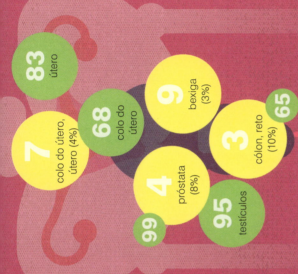

% SOBREVIVÊNCIA

Sobrevivência a tipos específicos de câncer

Índices de sobrevivência por cinco anos para tipos específicos de câncer mostram a proporção de pacientes ainda vivos nos EUA.

- **83** útero
- **7** colo do útero, útero (4%)
- **68** colo do útero
- **9** bexiga (3%)
- **3** cólon, reto (10%)
- **65**
- **99**
- **4** próstata (8%)
- **95** testículos

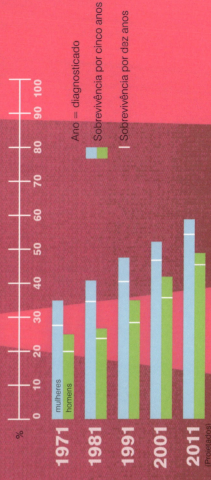

ÍNDICES DE SOBREVIVÊNCIA AO CÂNCER

Para todas as formas de câncer, exceto câncer de pele não melanoma, Reino Unido

Ano = diagnosticado
■ Sobrevivência por cinco anos
■ Sobrevivência por dez anos

- 1971 mulheres / homens
- 1981
- 1991
- 2001
- 2011 (Projetados)

CASOS DE CÂNCER POR NAÇÃO

Índices médios de diagnósticos por idade, isto é, ajustados a uma estrutura etária padrão, e não ao perfil etário da nação, para obter comparações mais justas. Índices por 100.000 pessoas por ano.

- **338** Dinamarca
- **325** França
- **321** Bélgica
- **318** EUA
- **307** Irlanda
- **284** Alemanha
- **273** Reino Unido
- **256** Finlândia
- **234** Bulgária
- **217** Japão

215

O CORPO EM PEÇAS DE REPOSIÇÃO

Próteses são partes artificiais ou sintéticas do corpo que se espera que sejam similares às reais e idealmente funcionem como elas. Algumas são removíveis, como pernas postiças e dentaduras. Outras são cirurgicamente inseridas ou implantadas no corpo, como os marca-passos. Transplantes são partes do corpo reais e vivas, geralmente doadas por outro ser humano. O progresso médico e a demanda ultrapassaram a oferta de transplantes – na maioria dos lugares, para a maioria dos órgãos, sempre há listas de espera.

1. **cerca de 1000 a.C.** Dedo do pé artificial (múmia egípcia)
2. **300 a.C.** Perna postiça (a mais antiga ainda existente)
3. **cerca de 700 a.C.** Dentes postiços (época pré-romana)
4. **Século XVI** Mãos (membros mecânicos articulados, móveis)
5. **1790** Dentadura (conjunto completo e firme)
6. **1901** Sangue (transfusões de grupo sanguíneo)
7. **1905** Córnea
8. **1940** Quadril artificial (muito melhorado na década de 1960)
9. **1943** Máquina de hemodiálise (estacionária)
10. **Década de 1950** Ombro artificial (design modular)
11. **1952** Válvula cardíaca mecânica (designs com esfera/aba)
12. **1953** Vaso sanguíneo artificial (material sintético)
13. **1954** Rim
14. **1955** Válvula cardíaca
15. **1958** Marca-passo implantado
16. **Década de 1960** Membro biônico a motor (controlado por sinais do coto)
17. **1962** Prótese mamária artificial (silicone)
18. **1963** Pulmão
19. **1966** Pâncreas
20. **1967** Fígado
21. **1967** Coração

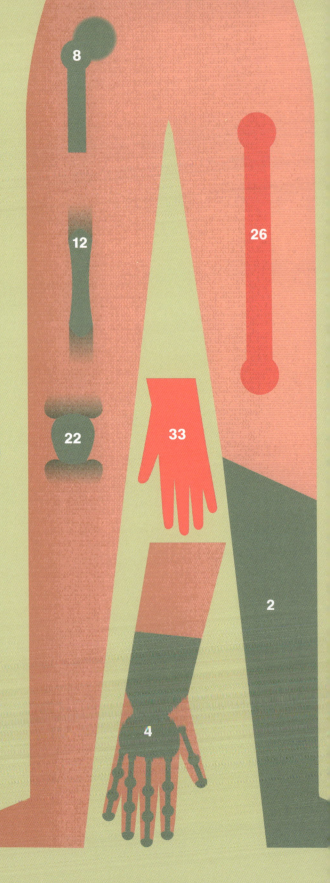

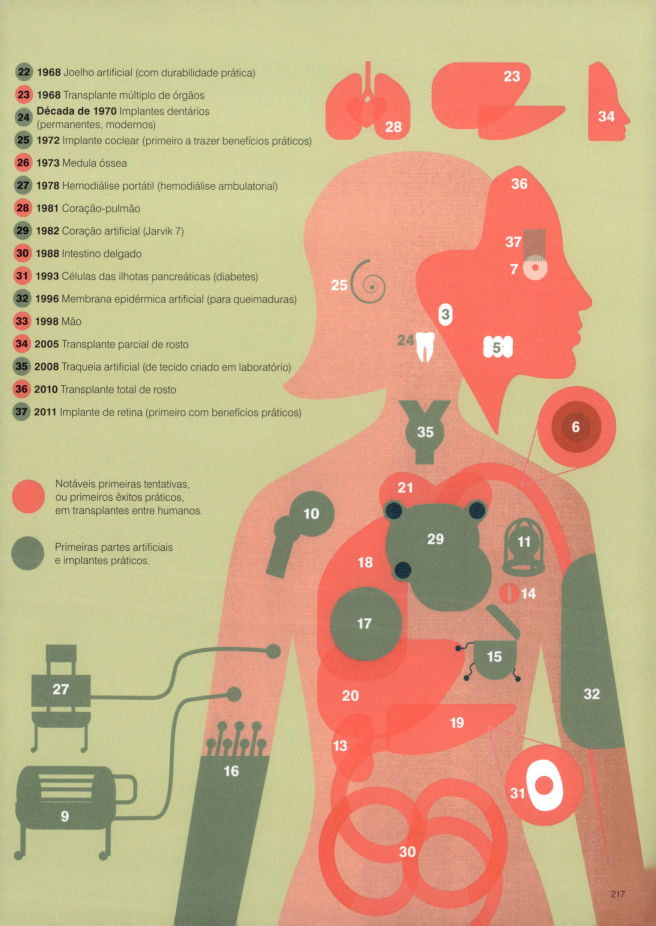

BEBÊS E A MEDICINA

Depois de um ano "tentando ter um bebê", oito em cada dez casais (para mulheres, em geral, de até 45 anos) estarão grávidos. Os dois restantes podem começar a considerar um aconselhamento, e depois de mais um ou dois anos, talvez ajuda médica e fertilidade assistida ou TRA, tecnologia de reprodução assistida. Naturalmente, para outros casais, o resultado contrário é que é desejável: usando várias formas de contracepção ou controle de natalidade.

REPRODUÇÃO/FERTILIDADE ASSISTIDA

Os índices de êxito são difíceis de determinar porque alguns tratamentos "estocam" óvulos e espermatozoides para uso futuro, e muitos fatores envolvem idade, saúde hormonal e perícia dos profissionais. Em média, de 30% a 50% das mulheres que tentam a fertilidade assistida terão um bebê em três anos.

Remédios para a fertilidade
Estimulam ou regulam os ciclos hormonais e a ovulação, a liberação do óvulo maduro pelo ovário. Tratamentos equivalentes para homens envolvem testosterona.

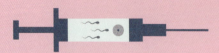

Transferência intratubária de gametas (GIFT)
Etapas iniciais similares à FIV. Óvulos e espermatozoides saudáveis e maduros são colocados na trompa de Falópio.

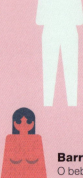

Inseminação artificial/por doador/intrauterina, IA/ID/IIU
O esperma do parceiro, processado para maior fertilidade, ou de um doador, é introduzido no colo do útero ou no útero quando da ovulação.

Transferência intratubária de zigotos (ZIFT)
Etapas iniciais similares à FIV. O óvulo fertilizado/embrião é colocado na trompa de Falópio.

Cirurgia
Por exemplo, para tratar trompas de Falópio estreitas ou bloqueadas, fibroides e outros problemas uterinos na mulher, e problemas nos testículos ou dutos do homem.

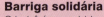

Barriga solidária
O bebê é concebido por vários métodos, por exemplo, IA, FIV, usando o óvulo da mulher ou doado, o esperma do homem ou doado. Outra mulher, a barriga solidária, realiza a gestação.

CONTROLE DE NATALIDADE

Estimativas mundiais para a eficácia de vários métodos contraceptivos no uso típico do dia a dia, e não no uso teórico perfeito. Os números são das grávidas dentro de um ano a cada 100 mulheres.

1 Implante hormonal feminino
(Menos que)

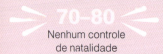

70–80 Nenhum controle de natalidade

2–10 Preservativo masculino

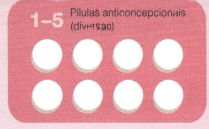

1–5 Pílulas anticoncepcionais (diversas)

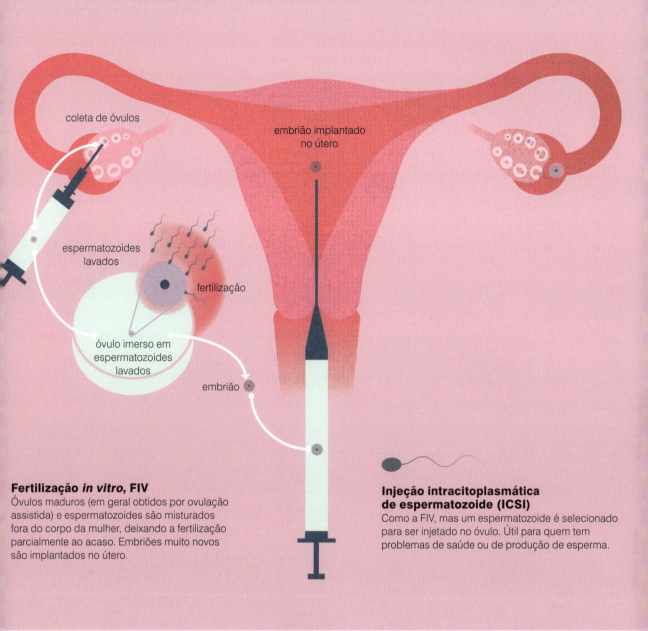

Fertilização *in vitro*, FIV
Óvulos maduros (em geral obtidos por ovulação assistida) e espermatozoides são misturados fora do corpo da mulher, deixando a fertilização parcialmente ao acaso. Embriões muito novos são implantados no útero.

Injeção intracitoplasmática de espermatozoide (ICSI)
Como a FIV, mas um espermatozoide é selecionado para ser injetado no óvulo. Útil para quem tem problemas de saúde ou de produção de esperma.

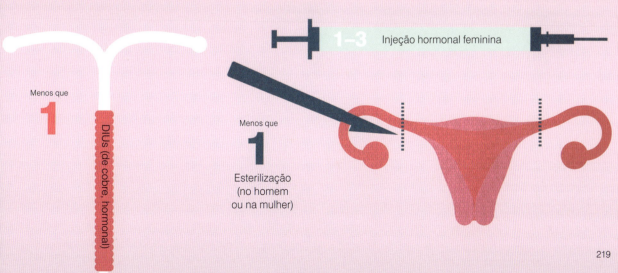

QUÃO SAUDÁVEIS E FELIZES?

As últimas décadas viram grandes avanços em relação à análise de saúde, felicidade e bem-estar. Isso, em parte, é resultado de os governos, os trabalhadores da saúde, a assistência social e a medicina e muitos outros se reunirem para decidir como avaliar conceitos tão fugazes. Que fatores devem ser incluídos? Quais são os mais importantes? Como as perguntas devem ser formuladas? A concordância significa que indicadores e avaliações podem ser feitos, acompanhados ao longo do tempo, e comparados entre regiões e países.

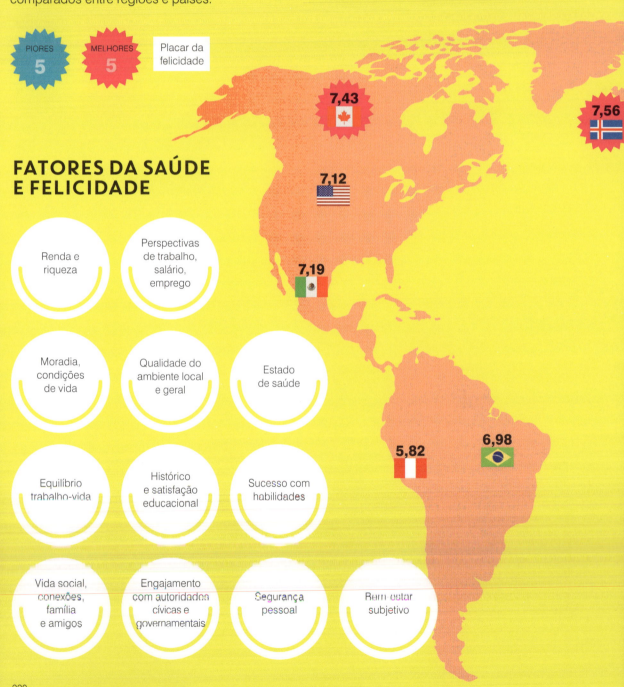

DÉCADAS MAIS FELIZES

As pesquisas descobrem a felicidade em diferentes idades em diversos lugares.

Austrália	11–20	70–79		EUA	60–70	21–30	70–80
França	60–70	21–30		Reino Unido	50–60	60–70	21–30
Rússia	21–30	61–70					

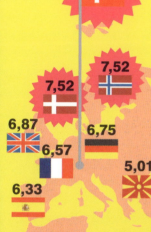

Mais felizes por nação
O Relatório Mundial da Felicidade de 2015 (baseado na ONU) usou indicadores como:

Saúde
por exemplo, expectativa de vida

Economia
por exemplo, PIB *per capita*

Apoio social
por exemplo, de amigos numa crise

Corrupção
por exemplo, quem está ganhando propina

Generosidade
por exemplo, probabilidade de um gesto gentil

Capacidade de fazer escolhas de vida
por exemplo, matrimônio por escolha e não arranjado, quando ter um filho, quando se aposentar

GLOSSÁRIO

Alvéolos Pequenos sacos de ar nos pulmões que formam uma superfície de grande área para a troca de gases.

Amígdala Parte do cérebro envolvida no processamento de lembranças, consolidação da memória e emoções.

Aminoácidos Os blocos que formam proteínas.

Ângulo de penação Ângulo da fibra muscular que tem implicações sobre quanta força é transmitida/como o músculo e o esqueleto trabalham juntos.

Área de Broca Parte do cérebro envolvida na linguagem, particularmente na fala.

Área de Wernicke Parte do cérebro envolvida na linguagem, particularmente na compreensão da fala e na palavra escrita.

Artéria Vaso sanguíneo por onde o sangue sai do coração.

Arteríola Pequena ramificação de uma artéria que por sua vez se ramifica em capilares.

Autoimunidade Reação imunológica de um organismo contra suas próprias células e tecidos saudáveis.

Axônio Filamento de uma célula nervosa, ou neurônio, que transfere um impulso nervoso para as dendrites do neurônio seguinte.

Bainha de mielina Cobertura gordurosa protetora dos axônios dos nervos. Ela aumenta a velocidade com que um impulso nervoso pode viajar por um axônio.

Biorritmos Ciclos recorrentes no funcionamento humano, como os padrões de sono/vigília e a variação na temperatura do corpo.

Capilares Os menores vasos sanguíneos do corpo.

Células do gânglio Neurônios que levam informações da retina para o cérebro pelo nervo óptico.

Células gliais Células "de cola" especializadas que sustentam os neurônios e literalmente os seguram no lugar.

Cerebelo Parte inferior traseira do cérebro, responsável pela coordenação muscular.

Circadiano Literalmente "cerca de um dia", corresponde ao ciclo de atividade de 24 horas que os ritmos diários do corpo seguem.

Colágeno Proteína estrutural encontrada no tecido conjuntivo, que proporciona força e amortecimento.

Corpo caloso A "ponte" no cérebro entre os hemisférios cerebrais direito e esquerdo.

Corpo lúteo Massa de células produtora de hormônios que se desenvolve no ovário depois que o óvulo é liberado.

Córtex A parte do cérebro chamada "massa cinzenta", a sede da consciência e da maior parte dos processos mentais conscientes. É a camada externa do telencéfalo.

Córtex somatossensorial Os centros do tato no cérebro.

Cromossomo Porções de DNA que carregam o conjunto de instruções genéticas do corpo. Os seres humanos têm 23 pares de cromossomos.

Dendrite Uma extensão de uma célula nervosa ao longo da qual os impulsos recebidos de outras células nas sinapses são transmitidos para a célula.

DNA Ácido desoxirribonucleico, o material genético do corpo que rege a hereditariedade.

ECG (eletrocardiograma) Medição dos impulsos elétricos do coração.

EEG (eletroencefalograma) Medição da atividade elétrica do cérebro.

Embrião A primeira etapa do desenvolvimento humano, da concepção até ele se tornar um feto com 8 semanas.

Enzimas Substâncias que agem como catalisadores biológicos para produzir uma reação específica, mas que permanecem inalteradas no final.

Esqueleto apendicular Parte do esqueleto que consiste nos braços e nas pernas.

Esqueleto axial Parte do esqueleto que consiste no crânio, rosto, espinha dorsal e tórax.

Extensores Grupo de músculos que endireitam ou estendem articulações.

Extracelular Fora da célula.

Feto Um ser humano em desenvolvimento na segunda etapa, da 8ª semana depois da concepção até o nascimento.

Flexores Grupos de músculos que dobram articulações.

Folículo Grupos de células encontrados nos ovários. Liberam hormônios que influenciam o ciclo menstrual. Normalmente, um folículo produzirá um óvulo a cada ciclo menstrual.

Fórnice Parte do cérebro que contribui para os aspectos emocionais da memória.

Gameta Célula sexual, que tem metade do número de cromossomos de uma célula comum. O gameta masculino é o espermatozoide, o gameta feminino é o óvulo.

Gânglios basais Estruturas do cérebro envolvidas no controle dos movimentos voluntários.

Gene Trecho curto do DNA que contém as instruções genéticas para uma única característica hereditária. O DNA humano contém milhares de genes que controlam como o corpo e todas as suas partes se desenvolvem, funcionam, se mantêm e se reparam.

Glândula pineal Glândula encontrada no cérebro que produz o hormônio melatonina, que regula os padrões de sono e vigília.

Glândula pituitária Glândula mestra do sistema hormonal, localizada logo abaixo do cérebro.

Glândula tireoide Encontrada no pescoço, regula o metabolismo e a velocidade dos processos corporais.

Hemoglobina Substância química vermelha nas células do sangue, que carrega oxigênio pelo corpo.

Hipocampo Parte do cérebro envolvida na consolidação da memória e na memória espacial.

Hipotálamo Parte do cérebro envolvida na expressão física das emoções.

Hormônios As substâncias químicas para controle do corpo produzidas pelo sistema endócrino.

IFC (índice de forma corporal) Um desenvolvimento do IMC que inclui a circunferência da cintura para levar em conta a distribuição da gordura pelo corpo; fórmula para calcular o IFC: circunferência da cintura em metros / ($IMC^{2/3}$ × raiz quadrada da altura em metros).

IMC (índice de massa corpórea) Uma fórmula criada para relacionar o peso com a altura, e portanto com possíveis consequências para a saúde. A fórmula é o peso em quilogramas dividido pelo quadrado da altura em metros (P / A^2).

Intersticial Ao redor das células.

Intracelular Dentro da célula.

Líquido cefalorraquidiano (LCR) Líquido que envolve o cérebro, e que proporciona proteção física, remove detritos, regula a pressão arterial e fornece alguns nutrientes.

Lobo frontal Parte do cérebro envolvida na função emocional, em importantes funções cognitivas como solução de problemas, memória de curto prazo e combinação de elementos da memória na vigília consciente.

Malignas Células alteradas que tendem a crescer sem controle e se espalhar rapidamente, podendo causar a morte.

Medula oblonga Parte do cérebro inferior envolvida em muitos processos, ações e reflexos automáticos (autônomos ou involuntários), incluindo os batimentos cardíacos, o ritmo da respiração, a pressão arterial e a atividade digestiva.

Meiose Tipo de divisão celular que acontece para formar óvulos e espermatozoides. O número de cromossomos nas células resultantes é dividido pela metade.

Meninges Três camadas protetoras ao redor do cérebro.

Mesencéfalo Parte do cérebro que se ocupa da manutenção automática do corpo.

Metabolismo Termo para descrever as reações químicas, mudanças e processos (muitos deles ligados e interdependentes) que acontecem em cada célula do corpo.

Metástase Alastramento do câncer de uma parte do corpo para outra.

Mitocôndrias Estruturas no citoplasma das células onde a energia é produzida.

Mitose Processo de divisão assexuada das células que resulta em duas células idênticas.

Neurônios Células nervosas, as células básicas do sistema nervoso.

Neurotransmissor Substância química liberada por um neurônio que transmite os impulsos nervosos através de uma sinapse.

Nucleossomo Unidade básica de empacotamento do DNA, uma "conta" no colar do DNA.

Olfato Tem a ver com cheiros. Seu centro de controle no cérebro é o bulbo olfatório.

Organelas Estruturas especializadas encontradas em uma célula, como o núcleo e as mitocôndrias.

Par de bases Refere-se a um par de bases complementares que se juntam em fitas para formar os degraus da "escada" do DNA.

Parietal Lobo no cérebro que coordena as informações sensoriais.

Peristalse Ondas musculares involuntárias que percorrem o trato digestivo e facilitam o movimento dos alimentos.

Ponte O elo entre as partes inferior e superior do cérebro. Processos básicos, como a deglutição e a micção, o sono e os sonhos são controlados por ela.

Propriocepção O conhecimento ou a consciência das posições, posturas e movimentos das partes do corpo.

Próteses Partes do corpo artificiais ou sintéticas.

Puberdade Etapa do desenvolvimento em que os órgãos sexuais e o corpo se tornam maduros.

Queratina Tipo de proteína fibrosa encontrada nos cabelos e nas unhas.

Respiração celular Processo químico que gera energia na célula, produzindo dióxido de carbono.

RMN (Ressonância magnética nuclear) Uma técnica de diagnóstico que produz imagens dos tecidos moles e ossos do corpo usando fortes campos magnéticos e ondas de rádio.

RNA Ácido ribonucleico, que age como mensageiro entre o DNA e os sistemas formadores de proteína de uma célula.

Sinapse A junção entre células nervosas, que é uma pequena separação.

Sistema endócrino Formado por glândulas que produzem e liberam hormônios que regulam a atividade de células ou órgãos. Regula o crescimento, o metabolismo, o desenvolvimento sexual e muitos outros processos.

Sistema límbico Sistema do corpo que contribui para os sentimentos, os humores e as emoções.

Sistema linfático Sistema para drenar fluidos corporais em geral, coletar dejetos e reparar e defender o corpo.

Sistema nervoso autônomo (SNA) Parte do sistema nervoso que controla as funções internas automaticamente, como a digestão, os batimentos cardíacos e a respiração. É composto pelos sistemas Simpático e Parassimpático.

Sistema nervoso autônomo parassimpático (SNAP) Parte do sistema nervoso autônomo cuja função é economizar a energia do corpo, por exemplo, diminuindo o ritmo cardíaco e a respiração.

Sistema nervoso autônomo simpático (SNAS) Prepara o corpo para atividade física intensa – as reações de luta ou fuga, como coração e respiração acelerados, para que o corpo possa responder com maior eficácia.

Sistema nervoso periférico Refere-se a todos os nervos do corpo, excluindo o cérebro e a espinha dorsal.

Sistema tegumentar Sistema corporal formado por pele, cabelo, unhas e glândulas sudoríparas, para proteção, controle de temperatura e remoção de excretas.

Sistema vestibular Nome geral das estruturas do ouvido interno relacionadas ao equilíbrio.

Tálamo Volumes ovais gêmeos no cérebro que funcionam como o porteiro do córtex e da mente consciente.

Telencéfalo Maior parte do cérebro, formada pelos dois hemisférios cerebrais, responsável pelo pensamento, movimento, sensação e comunicação.

Timo Uma glândula linfática especializada no pescoço e no tórax que produz glóbulos brancos especializados para combater doenças.

Tronco encefálico Liga o cérebro à espinha dorsal e contém os centros dos processos corporais básicos, como a respiração e os batimentos cardíacos.

Veia Vaso sanguíneo que leva sangue para o coração.

Vênula Uma pequena ramificação de uma veia que recebe sangue dos capilares.

Vilosidades Projeções em forma de pelos encontradas dentro ou ao redor das células, que aumentam a área da superfície sem aumentar o volume.

Zigoto A primeira célula de um novo indivíduo após a fertilização.

Zona Membrana espessa ao redor do óvulo que evita que múltiplos espermatozoides o penetrem.

ADMINISTRAÇÃO REGIONAL DO SENAC NO ESTADO DE SÃO PAULO

Presidente do Conselho Regional: Abram Szajman
Diretor do Departamento Regional: Luiz Francisco de A. Salgado
Superintendente Universitário e de Desenvolvimento: Luiz Carlos Dourado

EDITORA SENAC SÃO PAULO

Conselho Editorial: Luiz Francisco de A. Salgado
Luiz Carlos Dourado
Darcio Sayad Maia
Lucila Mara Sbrana Sciotti
Jeane Passos de Souza

Gerente/Publisher: Jeane Passos de Souza (jpassos@sp.senac.br)
Administrativo: João Almeida Santos (joao.santos@sp.senac.br)
Comercial: Marcos Telmo da Costa (mtcosta@sp.senac.br)
Coordenação Editorial/Prospecção: Luís Américo Tousi Botelho (luis.tbotelho@sp.senac.br) e
Márcia Cavalheiro Rodrigues de Almeida (mcavalhe@sp.senac.br)
Coordenação de Preparação e Revisão de Texto: Luiza Elena Luchini
Edição e Preparação de Texto: Carolina Hidalgo Castelani
Revisão de Texto: Sandra Regina Fernandes
Editoração eletrônica: Manuela Ribeiro

Primeira publicação em 2016 por Aurum Press Limited
74-77 White Lion Street
London N1 9PF

Ilustração de Andrew Baker
Direção de Arte e Layout de JenniferRoseDesign.co.uk
Copyright do Texto © 2016 Steve Parker
O direito moral de Steve Parker de ser identificado como o autor deste trabalho foi assegurado por ele de acordo com o Copyright, Designs e Patentes da Lei de 1998.

Todo esforço foi feito para contatar os detentores dos direitos autorais do material deste livro. No entanto, caso ocorra uma omissão, o editor terá prazer em incluir o reconhecimento em uma edição futura.

Impresso na China.

Proibida a reprodução sem autorização expressa.
Todos os direitos reservados à
Editora Senac São Paulo
Rua 24 de Maio, 208 – 3º andar – Centro – CEP 01041-000
Caixa Postal 1120 – CEP 01032-070 – São Paulo – SP
Tel. (11) 2187-4450 – Fax (11) 2187-4486
E-mail: editora@sp.senac.br
Home page: http://www.editorasenacsp.com.br

© Edição Brasileira: Editora Senac São Paulo, 2019

Dados Internacionais de Catalogação na Publicação (CIP)
(Jeane Passos de Souza - CRB 8ª/6189)

Parker, Steve
  Corpo: um guia infográfico para a gente / Steve Parker, Andrew Baker; tradução de Michele A. Vartuli. -- São Paulo : Editora Senac São Paulo, 2019.

  Glossário.
  Título original: [Body: a graphic guide to us]
  ISBN 978-85-390-2521-5

  1. Anatomia 2. Corpo humano I. Baker, Andrew. II. Vartuli, Michele A. III. Título.

18-833s   CDD – 611
                                          BISAC MED005000

Índice para catálogo sistemático:
1. Anatomia : Corpo humano 611